KARIN OPITZ-KREHER

SCHLANK und GESUND mit HAFER

- Stoffwechsel anregen
- Hormone regulieren
- gesund abnehmen

Schirner Verlag

Die Ratschläge in diesem Buch sind sorgfältig erwogen und geprüft. Sie bieten jedoch keinen Ersatz für kompetenten medizinischen Rat, sondern dienen der Begleitung und der Anregung der Selbstheilungskräfte. Alle Angaben in diesem Buch erfolgen daher ohne Gewährleistung oder Garantie seitens der Autorin oder des Verlages. Eine Haftung der Autorin bzw. des Verlages und seiner Beauftragten für Personen-, Sach- und Vermögensschäden ist ausgeschlossen.

Dieses Buch enthält Verweise zu Webseiten, auf deren Inhalte der Verlag keinen Einfluss hat. Für diese Inhalte wird seitens des Verlages keine Gewähr übernommen. Für die Inhalte der verlinkten Seiten ist stets der jeweilige Anbieter oder Betreiber der Seiten verantwortlich.

Wir verzichten auf das Einschweißen unserer Bücher – **UNSERER UMWELT ZULIEBE!**

ISBN Printausgabe 978-3-8434-1524-8
ISBN E-Book 978-3-8434-6509-0

Karin Opitz-Kreher:
Schlank und gesund mit Hafer
Stoffwechsel anregen – Hormone regulieren – gesund abnehmen

Umschlag: Simone Fleck & Anna Katharina Berg, Schirner, unter Verwendung von # 792166999 (© Irina Rostokina), # 1916732744 (© metel_m), # 1302922207 (© pong-photo9), # 1906382536 (© zefirchik06) und # 1436592209 (© K N), www.shutterstock.com
Layout: Anna Katharina Berg, Schirner
Lektorat: Bastian Rittinghaus & Noémi Fekete, Schirner
Printed by: Ren Medien GmbH, Germany

www.schirner.com

1. Auflage Januar 2023

Inhalt

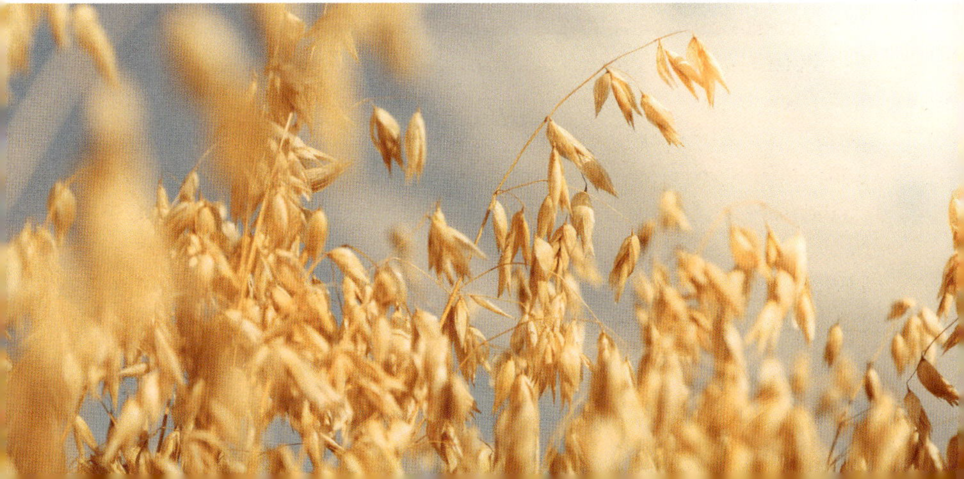

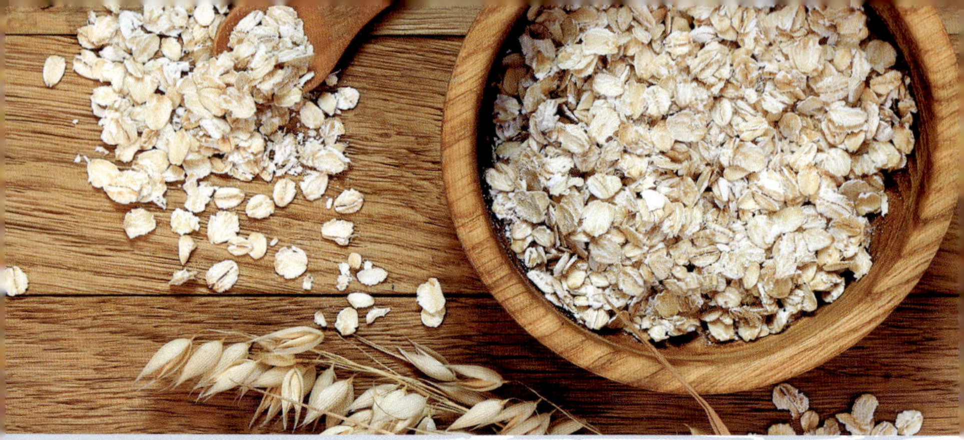

Vorwort

Das erste Mal ist mir die besondere Wirkung von Hafer aufgefallen, als wir Schafe gehalten haben. Mein Mann, unsere Kinder und ich lebten ab 2009 auf einem Hof mit Laufenten, Hühnern, Hasen, einer Katze, einem Hund und eben auch drei Schafen, die wir vor dem Schlachter gerettet hatten. Ein Nachbar gab uns den Rat, sie im Winter mit Hafer zu füttern. Das Ergebnis war, dass die Schafe so viel Kraft hatten, dass sie aus dem Stand über unseren Weidezaun springen konnten, und wir sie nicht nur einmal wieder einfangen mussten.

Im Hafer sind Bestandteile, die sich positiv auf das Nervensystem und die Agilität auswirken, den Stoffwechsel und das Hormonsystem optimieren und beim gesunden Abnehmen helfen. Dennoch hat er für unsere Ernährung etwas an Bedeutung verloren. In der ersten Hälfte des 20. Jahrhunderts war er noch zusammen mit Roggen eine der wichtigsten Getreidearten in Deutschland.

In diesem Ratgeber möchte ich Ihnen zeigen, warum Hafer ein richtiges Super Food ist, und das Getreide wieder mehr ins Bewusstsein holen. Denn gerade in der aktuellen Zeit können wir seine balancierenden Eigenschaften gut gebrauchen. Die Entwicklung unserer »modernen« Ernährung vor allem in den letzten 50 Jahren kann man auf einen Nenner bringen: Es geht immer mehr in Richtung zu süß, zu fett, zu salzig, zu stark verarbeitet.

Vergleichen wir den Alltag unserer Groß- und Urgroßeltern mit unserem heutigen Leben, dann liegen Welten dazwischen. Haben unsere Vorfahren noch einen direkten Bezug zu den Nahrungsmitteln gehabt, weil sie sie selbst angebaut und verarbeitet haben, ist es für viele von uns die Normalität, ein fertiges Produkt aus dem Supermarkt in der Mikrowelle warm zu machen. Die Industrie hat uns über Jahrzehnte darauf trainiert, es uns in der Küche bequemer zu machen. Doch der gesundheitliche Preis, den wir zahlen, wenn wir nicht wissen, was und wie genau es verarbeitet wurde, ist enorm.

Immer mehr Menschen erkennen inzwischen die Schieflage, und auch bei jungen Leuten wächst der Wunsch, das Zepter in Sachen Ernährung wieder selbst in die Hand zu nehmen, selbst zu kochen und vielleicht sogar Gemüse selbst anzubauen. Sie suchen nach mehr Authentizität beim Essen. Es gibt tolle Blogs und Videokanäle zur Inspiration, mehr Verantwortung bei den Themen »Nahrung« und »Zubereitung« zu übernehmen. Das ist hilfreich, denn manchmal fehlt einfach das Wissen, wenn es nicht in der Schule oder im Elternhaus vermittelt wurde.

Es ist 2022, und wir haben drei ganz besondere Jahre hinter uns mit diversen Lockdowns und Quarantänephasen. Diese Zeit hat bei vielen Menschen dazu geführt, dass sie sich weniger bewegt, Essenslieferdienste beansprucht haben und zur »Couchpotato« geworden sind. Manche essen auch mehr, um den Stress zu verarbeiten oder sich emotional besser zu fühlen. Dieses Phänomen ist weltweit zu beobachten. So besagt eine Studie aus den USA, dass pro Monat im Durchschnitt ein Kilogramm zusätzlich auf die Rippen gekommen ist.* Das entspricht pro Jahr einer Kleidergröße mehr! Dass Sportvereine und Fitnessstudios geschlossen waren, machte die Situation nicht besser.
Es ist Zeit, sich wieder in Balance zu bringen!

Für uns Menschen in der westlichen Zivilisation stellte sich in den letzten Jahrzehnten nie die Frage, was wir denn essen könnten. Nahrung ist allgegenwärtig. An jeder Straßenecke gibt es Bäckereien, Fast-Food-Läden und Snacks »to go«. Der Jäger und Sammler in uns kann sehr schnell fündig werden und muss sich nicht sonderlich dafür anstrengen. Wem das »Jagen« noch zu zeitraubend ist, der kann sich sein Essen auch liefern lassen.
Eine beachtliche Gruppe von Menschen erachtet Essen und alles, was damit zusammenhängt, als lästige Notwendigkeit. Sie will sich so wenig wie möglich damit beschäftigen. Lieber speisen sie mal italienisch, mal chinesisch oder indisch aus dem Alunapf und entsorgen die Verpackung dann einfach. Doch was machen sie mit der so gesparten Zeit? Wie könnte man sie lustvoller in-

---

* www.webmd.com/lung/news/20210323/lockdown-weight-gain-study. (Stand: 30.11.2022)

vestieren als damit, Lebensmittel auszusuchen, zu schnippeln, Gewürze zu mahlen und im Kochtopf zu rühren – und, ja, danach die Küche wieder aufzuräumen?
Ich finde, das Essen ist unsere zentrale Lebensfrage neben dem Dach über dem Kopf.

Das, was wir essen, entscheidet auch darüber, wie energiereich unser Tag verläuft. Da sich ein Tag an den anderen reiht, sind die Ernährungsgewohnheiten wesentlich für die Lebensqualität. Denn entweder bewegen wir uns in Richtung Zivilisationserkrankungen oder können die eigene Vitalität erhalten und sogar noch ausbauen. In Anlehnung an einen Ausspruch von Sebastian Kneipp: Die Gesundheit geht durch den Garten und die Küche, nicht durch das Chemielabor.

Kochen ist etwas zeitaufwendig. Sie müssen einkaufen, nehmen die Lebensmittel mehrmals in die Hand, um sie richtig zu lagern und dann zuzubereiten. Wenn Sie Gemüse und Früchte sogar selbst anbauen, wissen Sie, wie viel Mühe und Pflege nötig sind, um nach Wochen oder Monaten etwas ernten zu können, woraus sich eine Mahlzeit zubereiten lässt. Doch es liegt eine tiefe Befriedigung darin, zu wissen, wie etwas angebaut und was verarbeitet wurde. Diese Lebensmittel haben auch viel mehr Geschmack. Bei Zutaten geringer Qualität wird oft nachgeholfen, z. B. mit Zucker.
Wenn Sie Ihre Ernährungsgewohnheiten ändern wollen, gilt es zu erkennen, welcher Einkaufs- und Essenstyp Sie sind. Um nicht von einem Extrem ins andere zu fallen, stellen Sie sich einfach die Frage: Können Sie es ein bisschen besser machen? Und von

da aus entwickeln Sie sich Schritt für Schritt weiter. Es geht auch um eine Entwöhnung von der antrainierten Bequemlichkeit.
Es hilft schon, sich neu zu organisieren. Wenn Sie nicht täglich kleine Mengen einkaufen, sondern die vielleicht längeren Wege bewusst einmal in der Woche machen und sich bevorraten, sparen Sie wieder Zeit.

Bei mir ist es mittlerweile sehr übersichtlich, was ich noch aus dem Supermarkt brauche. Das, was möglich ist, kaufe ich direkt beim Ökobauern, und der Rest kommt aus meinem Garten. Avocados und Orangen lasse ich mir vom Hersteller schicken.* Das ist ein Luxus, den wir uns als Familie gönnen, und die Qualität dessen, was im normalen Laden zu kaufen ist, ist damit nicht zu vergleichen.
Wir Endverbraucher stimmen über die Qualität mit unserem Geldbeutel ab, und vielleicht ändert sich das Angebot, wenn viele Menschen neue Entscheidungen treffen.

Wem »Bio« wichtig ist, dem empfehle ich, im Naturkostladen einzukaufen. Hinter den dort geführten Bio-Siegeln stehen höhere Anforderungen als beim Großteil des Bioangebots im normalen Supermarkt. Dort wird vor allem ein Marktsegment bedient. Der Kunde möchte sich gut ernähren, jedoch ist er leider oftmals nur oberflächlich informiert. Sein Gewissen ist beruhigt, wenn »Bio« auf der Verpackung steht. Wie der Herstellungsprozess wirklich aussieht, darüber besteht häufig keine Kenntnis.

---

* Das geht z. B. über die Website www.crowdfarming.com.

Oft höre ich das Argument: »Aber echtes ›Bio‹ kann ich mir nicht leisten.« Wenn die Qualität der Lebensmittel und damit auch die energetische Güte sehr hoch sind, dann sind die Zellen meiner Erfahrung nach viel schneller zufrieden und brauchen nicht so große Mengen. Dadurch relativiert sich der höhere Preis.
Viele von uns arbeiten eher geistig als körperlich, essen jedoch, als ob sie Bauarbeiter wären. Vielleicht braucht es individualisierte Essenspläne, die dem Lebensstil und den körperlichen Anforderungen besser gerecht werden. Sie könnten an besonderen Tagen aufwendiger kochen und ansonsten z. B. einen Suppentag oder Hafertage einlegen. Das spart Zeit und Geld – und fördert Ihre Gesundheit.

Die Haferkur empfinde ich nicht nur als entlastend für den Organismus, sondern auch in der Küche, da das Essen superschnell zubereitet ist. Für diejenigen, die erst ihren Weg in die Küche finden müssen, kann sie eine Brücke dahin sein, selbst zu kochen.
Bevor wir mit der Haferkur einsteigen, zeige ich Ihnen die wertvollen Inhaltsstoffe des Hafers auf und wie sie sich auf unser Wohlbefinden auswirken.

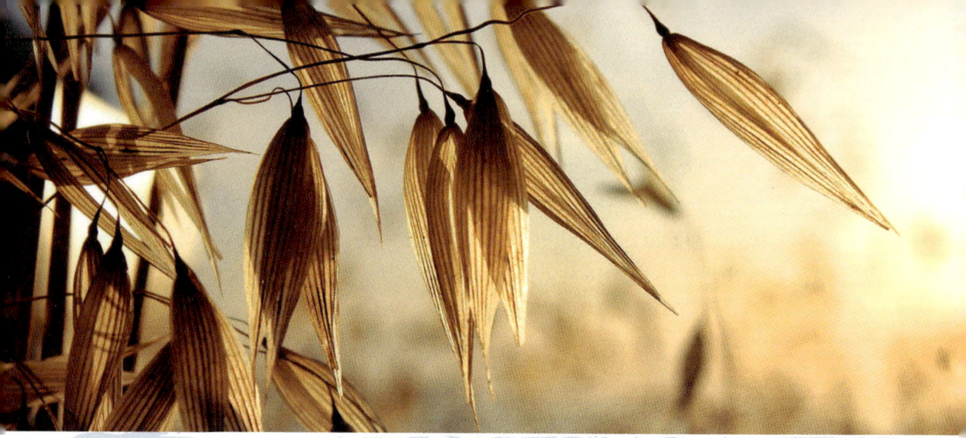

Die faszinierende Haferpflanze

Die Menschen kultivieren Hafer bereits seit ca. 7000 Jahren. Archäologische Funde deuten darauf hin, dass er ca. 5000 v. Chr. in Polen und in der Region am Schwarzen Meer als Grundnahrungsmittel diente. Damals wurde Hafer nicht einzeln angebaut, sondern als Beigras zusammen mit Gerste und Weizen.
Der Hafer wurde über die Jahrtausende immer beliebter und galt als kräftigende Nahrung für die nordischen Völker der Wikinger und Germanen. Sie aßen ihn fast täglich als Grütze. In England ist ein »Porridge« noch heute als Frühstück durchaus populär. Da das englische Wort interessanter klingt als »Haferbrei«, findet man auch in hiesigen Geschäften Mischungen zum Anrühren unter jenem Namen. Es handelt sich aber einfach nur um Haferflocken, manchmal sind noch Nüsse, Trockenfrüchte, Dinkelflocken oder Zucker beigemengt.

Hildegard von Bingen würdigte Hafer als nahrhafte Speise und schrieb ihm zu, dass er den Geist aufhellt und den Verstand klar macht. Außerdem wirke Hafer kräftigend, wenn man sich schwach fühlt, und gleiche Ernährungsstörungen aus. Bereits im 12. Jahrhundert waren diese Qualitäten des Hafers durch Beobachtung erkannt worden, die wir heute mit technischen Geräten nachweisen können.

In der deutschen Landwirtschaft spielt der Hafer keine so große Rolle mehr. Daher wird der hier erhältliche Hafer vor allem in Polen, Finnland, Spanien, Schweden, Russland und Nordamerika angebaut. Dabei ist Hafer auch für den Boden gut. Er kann auf Äckern gedeihen, die zuvor intensiv bewirtschaftet wurden. Als Pionierpflanze kommt Hafer mit allen Bedingungen zurecht, die er vorfindet. So hilft er dem Boden, sich zu erholen. Die Pflanze bildet tiefe und auch in die Breite gut verzweigte Wurzeln. Dadurch kann sie auch aus der Tiefe Nährstoffe aufnehmen, lockert einen harten Boden auf und hält Unkraut relativ gut zurück. In der modernen Landwirtschaft, die Schädlinge nicht mehr mit Chemiekeulen bekämpfen will, wird Hafer interessant. Denn in ihm finden sich kaum Schädlinge. Außerdem ist er robust gegenüber Krankheiten, die andere Getreidepflanzen schädigen. Wer sich als Landwirt von den Zwängen der Agrarmittelhersteller lösen möchte, kann mit Hafer den Absprung schaffen. Und wenn sich mehr Verbraucher die heilende Wirkung von Hafer wieder bewusst machen, dann kann sich der Anbau auch wirtschaftlich lohnen. Mit der intensiven konventionellen Landwirtschaft sind vielleicht kurzfristig höhere Gewinne zu erzielen, doch über lange Zeit betrachtet ist diese Art von Anbau eine Einbahnstraße. Die Bauern sind verpflichtet, aufeinander abgestimmtes Saatgut, Kunstdünger und Pflanzenschutz von den Agrarindustrieriesen

abzunehmen. Die Folge ist jedoch eine Verarmung des Bodens und eine Reduzierung der Vielfalt von Insekten und Bodenbewohnern. Fachleute bewerten die Situation als alarmierend, denn auf den ausgemergelten Äckern kann höchstens noch 30 Jahre lang etwas angebaut werden. Dann sind diese humusarmen Böden tot. Hungersnöte sind vorprogrammiert.
In vielen Bereichen fliegen uns aktuell die modernen Gepflogenheiten um die Ohren. In den letzten 60 Jahren konnte die Produktivität immer weiter gesteigert werden, doch jetzt ist das Ende der Fahnenstange erreicht. Der Mensch muss erkennen, dass er nur in Eintracht mit Mutter Natur weiterleben kann.

Der Hafer gehört in die Pflanzenfamilie der Süßgräser (Poaceae), und es gibt ca. 25 verschiedene Arten, die vor allem in Nordafrika, Europa und Asien wachsen. Die Pflanze wächst einjährig und bildet, anders als andere Getreidearten, keine Ähren aus, an denen das Korn wächst. Beim Hafer zweigen sich vom Halm Rispen ab, an denen vereinzelt die Körner sitzen. Deswegen ist Hafer nicht so wirtschaftlich für den Bauern wie andere Getreidearten.

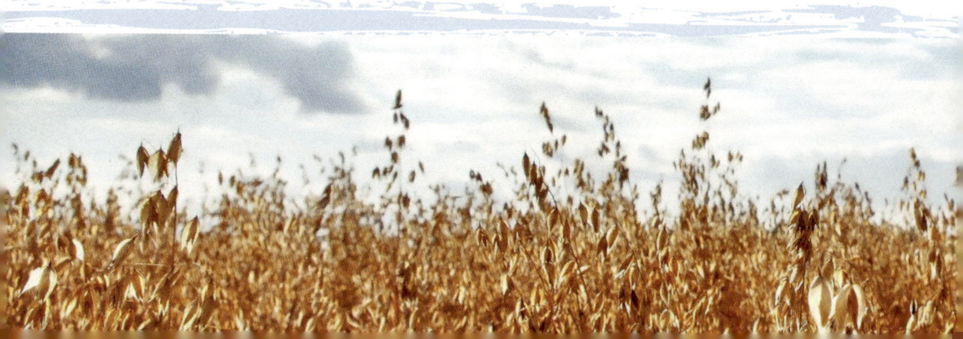

Hafer wird dem Spelzgetreide zugeordnet, da jedes einzelne Korn mit einer schützenden Spelzschicht ummantelt ist. Um an das wertvolle Innenleben zu kommen, muss der Hafer zunächst gedroschen werden. Dabei wird das Korn vom Halm gelöst. In einem weiteren Arbeitsschritt wird die für uns unverdauliche Spelze in einer Schälmühle vom Korn entfernt. Auch bei Dinkel, Reis, Gerste und Hirse ist dieser Vorgang erforderlich.

Bei Nackthafer handelt es sich um eine besondere Züchtung der Getreidesorte, bei der das Korn nur locker von einer sehr feinen Spelze umschlossen ist. Anders als beim herkömmlichen Hafer fällt die unverdauliche Getreidehülse beim Dreschen vollständig ab. Beim Entspelzen kann das Korn leicht beschädigt werden. Nackthaferkörner bleiben nach dem Dreschen intakt, weshalb sie sich besonders gut zum Keimen eignen. Sie sind deshalb auch als Sprießkorn bekannt.

Trotz dieser besonderen Eigenschaften wird Nackthafer nur wenig angebaut, da das Getreide anfälliger für Krankheiten ist und die Erträge im Vergleich zu anderen Sorten deutlich geringer ausfallen. Anbaugebiete liegen hauptsächlich in Mitteleuropa.

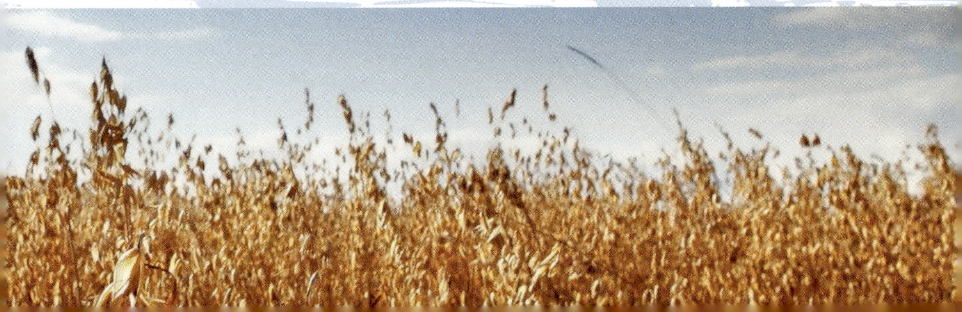

Alle Getreidekörner bestehen hauptsächlich aus 3 Bestandteilen:

- **dem Mehlkörper,** der den größten Anteil ausmacht und in dem vor allem Proteine und Stärke zu finden sind,
- **dem Keimling,** der für eine neu wachsende Pflanze den kompletten Bauplan seiner Art und gute Vitalstoffe, Fette und weitere Proteine enthält,
- **die Samenschale,** in der vor allem Ballaststoffe sowie weitere Vitalstoffe und Mineralien stecken.

Die vielfältigen Vitalstoffe des Hafers

Hafer ist ein richtiges Vitalstoffpaket. Daher wollen wir uns im nächsten Schritt die Inhaltsstoffe genauer ansehen:

Kohlenhydrate

Im Haferkorn sind mit **59 % überwiegend langkettige Kohlenhydrate** zu finden. Diese Kohlenhydrate beschäftigen das Verdauungssystem länger und liefern somit für einen größeren Zeitraum hochwertige Energie als kurzkettige Kohlenhydrate. Das Sättigungsgefühl hält länger an als beim Genuss von Einfachzucker. Dieser ist schnell verdaut, sodass der Körper immer wieder neues Brennmaterial braucht. Sie können sich das wie bei einem Lagerfeuer vorstellen. Einfachzucker ist wie ein Zeitungsblatt: Es brennt schnell, gibt jedoch kaum Wärme. Langkettige Kohlenhydrate sind wie ein Stück Holz. Es dauert etwas, bis sie ihre Energie freisetzen, doch dann hält die Wärme lange an.

Kohlenhydrate haben in letzter Zeit einen schlechten Ruf bekommen, und viele Menschen probieren es mit Low-Carb-Diäten, um keine Kohlenhydrate zu sich zu nehmen. Die Frage bei Kohlenhydraten ist aber immer, wie komplex sie sind, wie lange sie satt machen. Unser Gehirn und unsere Muskulatur brauchen hochwertige Kohlenhydrate, sie machen uns fit. Einfachzucker hingegen machen schlapp. Gar keine Kohlenhydrate sind allerdings auch keine Lösung.

Proteine

Des Weiteren sind ca. **13 % Proteine** in Hafer enthalten, die sich aus 12 Aminosäuren zusammensetzen. Aminosäuren sind Eiweißbausteine, in die das Eiweiß im Stoffwechselprozess zerlegt wird, um daraus alles neu zusammenzusetzen, was im Körper benötigt wird: Knochen, Muskeln, Sehnen, Haare, Nägel, Antikörper und Enzyme für die Blutgerinnung. Sie sind an der Wachstumsentwicklung beteiligt, für die Fortpflanzung wichtig und werden im Energiehaushalt benötigt.
Insgesamt sind ca. 250 Aminosäuren bekannt. Einen Großteil kann der Körper selbst herstellen. Es gibt jedoch Aminosäuren, die über die Nahrung zugeführt werden müssen. Im Hafer sind eine ganze Reihe dieser essenziellen Aminosäuren enthalten und können vom Körper sehr gut aufgenommen werden, sind also bioverfügbar.

Folgende Aminosäuren sind im Hafer enthalten:

- **Leucin** – bei hoher Stressbelastung, beim Sport, für die Leber- und Nierengesundheit

- **Lysin** – für ein vitales Immunsystem, besonders, wenn der Körper mit einer Virusbelastung zu kämpfen hat, für stabile Knochen und ein starkes Herz-Kreislauf-System
- **Methionin** – für mentale Ausgewogenheit, bei Stimmungsschwankungen, für die Harnwege, lindert Allergien
- **Phenylalanin** – für den Muskelaufbau und die Bildung von Hormonen
- **Valin** – bei körperlichen Belastungen, bei hohem Stresslevel, für die Leber- und Nierengesundheit
- **Histidin** – für den Sauerstofftransport, den Ausgleich des pH-Wertes im Blut und verschiedene Stoffwechselvorgänge zur Energiegewinnung, unterstützt den Wundheilungsprozess, ist an der Produktion von Histamin beteiligt, das vor Fremdstoffen schützt, reguliert die Magensäurekonzentration, löst bei Übelkeit das Erbrechen aus, ist am Schlaf-wach-Rhythmus beteiligt, für ein starkes Herz-Kreislauf-System, freie Gefäße und die Libido
- **Threonin** – bei körperlicher Belastung, für die Nervengesundheit, stärkt das Immunsystem
- **Tryptophan** – bei körperlichen Belastungen, beim Sport, für einen guten Schlaf, mentale Ausgewogenheit, bei Stimmungsschwankungen
- **Arginin** – für gesunde Gefäße und die Durchblutung, für die Libido, kann erektionsfördernde Effekte haben, für ein starkes Herz-Kreislauf-System und einen gesunden Schlaf

Nur unter dem Gesichtspunkt der Aminosäuren ist Hafer schon ein Powerfood!

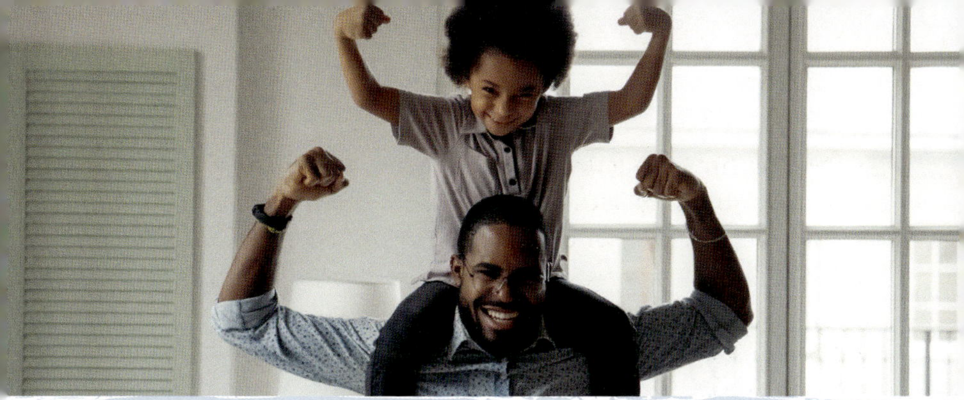

Fette

Unter den Getreidearten hat Hafer den höchsten Fettanteil. Von den 7 % Fett im Hafer sind ca. **75 % ungesättigte Fettsäuren.** Daher kann Hafer den Cholesterinwert senken. Ungesättigte Fettsäuren liefern zum einen hochwertige Energie und sind zum anderen an vielen Stoffwechselprozessen beteiligt. Sie halten die Zellmembrane geschmeidig und elastisch, sind wichtig für das Gehirn, ein gut arbeitendes Immunsystem und wirken sich günstig auf Blutfett und Blutdruck aus. Die essenziellen Fettsäuren wirken regulierend auf das Hormonsystem ein und unterstützen bei entzündlichen Prozessen im Körper.

Ballaststoffe

Hafer wartet mit ca. **10 % Ballaststoffen** auf. Diese groben Nahrungsbestandteile putzen den Darm und helfen damit, zu verhindern, dass sich Verdauungsbestandteile in den Darmzotten festsetzen. Solche Rückstände können den Körper von innen vergiften, wenn sie für längere Zeit im Darm verbleiben. Der Reinigungseffekt rührt vor allem daher, dass durch das Aufquellen der Ballaststoffe, die ein Vielfaches ihres Eigengewichts an

Wasser binden können, die Stuhlmenge vergrößert wird und dadurch der Darminhalt gut durchgeschoben werden kann.
Rund 4,5 % der Ballaststoffe im Hafer sind **Beta-Glucane.** Diese gehören zu den Polysacchariden, also den Mehrfachzuckern, die sich günstig im gesamten Organismus auswirken. So profitieren das Immunsystem, Blutdruck, Blutzucker- und Cholesterinwerte von den Beta-Glucanen. Außerdem wirken sie sich günstig bei entzündlichen Prozessen im Körper aus. Bei einer Krebsdiagnose sollte auf Einfachzucker verzichtet werden, weil sie Futter für die gefräßigen Krebszellen sind. Polysaccharide hingegen unterstützen den Körper bei destruktiven Geschehnissen und wirken regulierend. Die Mehrfachzucker versorgen auch die Darmflora, die maßgeblich am Immunsystem beteiligt ist. Anders als Einfachzucker, der schon in der Mundschleimhaut aufgenommen wird, müssen Polysaccharide im Verbund von Bauchspeicheldrüse, Dünndarm und Leber zerlegt werden. Dadurch steigt der Blutzuckerpegel nicht sprunghaft an, was Heißhungerattacken verursacht, sondern die Energie wird langsam und nachhaltig zur Verfügung gestellt.
Das Beta-Glucan im Hafer ist ein wasserlöslicher Ballaststoff, der die Schleimhäute im Darm wie ein Gel einkleidet. Dies wirkt vor allem bei einem gereizten Magen-Darm-Trakt beruhigend. Schon seit der Antike wird Haferbrei deswegen geschätzt.
Außerdem senkt Beta-Glucan den pH-Wert im Dickdarm, weil es die Produktion von kurzkettigen Fettsäuren unterstützt. Wir haben im Körper Bereiche, die basisch sind, und solche, die sauer sind. Diese Säurebarrieren dienen dazu, Eindringlinge abzutöten und nicht wohlwollende Mikroorganismen in Schach zu halten. Im Dickdarm liegt der wünschenswerte pH-Wert zwischen 5,5

und 6,8, also im sauren Bereich. Die westliche Ernährung führt jedoch dazu, dass der Darm verseift und Werte über 7,0 vorkommen. Dies verändert das Milieu im Darm so, dass auch krank machende Keime sich pudelwohl fühlen. Wenn die guten Mikroorganismen den Speisebrei nicht mehr ordentlich verdauen können, entstehen Fäulnisprozesse. Diese können wiederum der Nährboden für weitere Dysbalancen und Beschwerden im Verdauungsbereich sein. Bakterien, die das leicht saure Milieu lieben, sind vor allem Lactobazillen, Bifidobakterien und Enterococcus-Arten. Diese kann man mit probiotischen Lebensmitteln unterstützen, also fermentierten Lebensmitteln wie Kombucha, rohem Sauerkraut und milchsauer vergorenem Gemüse.

Vitamine

Um lebensnotwendige Funktionen aufrechterhalten zu können, benötigt der menschliche Körper verschiedene organische Verbindungen, die als Vitamine bezeichnet werden. Das Wort ist aus dem Lateinischen abgeleitet und steht für »Leben« (Vita) und organische Stickstoffverbindungen (Amine).

Im Hafer sind verschiedene Vitamine des B-Komplexes vertreten:

Vitamin B1 (Thiamin) ist ein hervorragendes Nervenfutter. Es fördert ein starkes Nervensystem und eine gute mentale Leistungsfähigkeit. Im Vergleich mit anderen Getreidearten schneidet Hafer mit ca. 21,5 % am besten beim Vitamin-B1-Gehalt ab. Es handelt sich um ein wasserlösliches Vitamin, das empfindlich auf Hitze reagiert. Daher sollte der Haferbrei schonend zubereitet werden. Vitamin B1 ist auch an der Energiegewinnung aus Kohlenhydraten beteiligt. Da es einen großen Einfluss auf den Energiehaushalt hat, wird es auch als Stimmungsvitamin bezeichnet.

Vitamin B6 sorgt für starke Nerven und gesundes Blut. Außerdem ist das wasserlösliche Vitamin an der Bildung von Serotonin beteiligt. Es verbessert den Schlaf und schützt das Herz-Kreislauf-System. Hafer enthält von allen Getreiden deutlich am meisten Vitamin B6.

Vitamin B7 (Biotin oder Vitamin H) ist an vielen Stoffwechselprozessen beteiligt. So hat es einen positiven Einfluss auf die Verdauung, das Herz-Kreislauf-System und das Nervenkostüm. Das wasserlösliche Vitamin ist auch für die Schönheit und das Wohlbefinden wichtig, da es eine vitale Haut, glänzende Haare und feste Nägel bewirkt.

Vitamin B9 (Folsäure) ist bekannt für seinen Einfluss auf das Wachstum und die Zellteilung und daher für Schwangere besonders wichtig. Es ist an vielen Stoffwechselvorgängen beteiligt und liefert Bestandteile, die für die Replikation der DNA benötigt werden. Das wasserlösliche Vitamin ist auch für die Bildung von roten und weißen Blutkörperchen essenziell.

Vitamin K ist wichtig für gesunde Knochen und Zähne und für die Blutgerinnung. Außerdem wirkt es sich günstig auf die Gesundheit der Blutgefäße aus. Es ist ein fettlösliches Vitamin.

Mineralien

Mineralien sind lebensnotwendige anorganische Verbindungen, die wir täglich über die Nahrung zuführen müssen. Da sie im Körper in großer Menge vorkommen und ein größerer Bedarf besteht, werden sie in Abgrenzung von den Spurenelementen auch »Mengenelemente« genannt. Im Hafer sind Magnesium und Phosphor enthalten.

Magnesium wird aus dem Speisebrei im Dünndarm aufgenommen und dann vor allem in den Knochen eingelagert. Es ist an vielen Körperprozessen beteiligt. So spielt Magnesium eine wichtige Rolle bei der Bildung neuer Knochenmasse, nimmt am Energiestoffwechsel teil, wird in der Eiweißverarbeitung benötigt und ist für die Reizübertragung in den Nervenleitungen wichtig. Es wird bei der Synthese der Nukleinsäure benötigt und ist daher wichtig für unser Erbgut. Magnesium stärkt die Verdauung und hat einen Einfluss auf die psychische Verfassung. Sind wir enormem Stress ausgesetzt, steigt auch der Bedarf an Magnesium. Speziell Mädchen in der Pubertät und Frauen in der Schwangerschaft profitieren von einer guten Magnesiumversorgung. In 100 g Haferflocken sind ganze 140 mg Magnesium enthalten.

Phosphor ist besonders für die Knochen- und Zahngesundheit erforderlich, dafür braucht es jedoch noch den Mitspieler Kalzium. Phosphor hat Einfluss auf den Hormonhaushalt, das Erbgut, den Säure-Basen-Haushalt und den Energiestoffwechsel. Zudem wird es im Kohlenhydratstoffwechsel benötigt. Während der Schwangerschaft steigt der Phosphorbedarf.

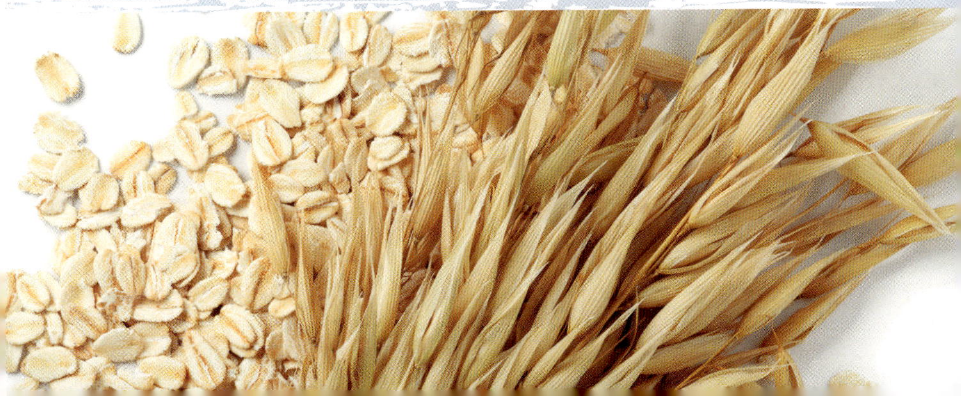

Spurenelemente

Spurenelemente sind Mineralien, die nur in kleinen Mengen erforderlich sind. Sie sind dennoch für einige Stoffwechselvorgänge unbedingt erforderlich, da sie im Umwandlungsprozess zusammen mit Enzymen und Vitaminen Vorgänge in Gang setzen oder aktivieren. Obwohl es, außer bei Eisen, nur sehr geringe Mengen an diesen Elementen braucht, kann ein Mangel daher erhebliche Schieflagen hervorrufen.

Im Hafer sind die Spurenelemente Eisen, Mangan, Kupfer und Zink zu finden.

Eisen lässt uns rosig und vital aussehen und stabilisiert unser Energieniveau. Es ist für die Sauerstoffversorgung in den Zellen wichtig. Besonders während der Regelblutungen geraten Frauen leicht in einen Eisenmangel. Deshalb ist es wichtig, auf gute Eisenquellen zu achten. Neben Hafer liefern vor allem die tiefroten Früchte und Gemüse sowie grüne Kräuter Eisen. Wenn Sie Haferflocken mit ihnen kombinieren, optimieren Sie die Verwertung zusätzlich, denn das in ihnen enthaltene Vitamin C verbessert die Aufnahme von Eisen. Das über die Nahrung aufgenommene Eisen wird im Magen-Darm-Trakt herausgefiltert und in die Blutbahn eingeschleust. Der Bedarf eines Erwachsenen liegt bei ca. 15 mg Eisen. 100 g Hafer liefern bereits 5 mg.

Zink hat viele Einsatzbereiche im menschlichen Körper. So ist es ein wichtiger Baustoff für ein gut arbeitendes Immunsystem, verbessert nicht nur das Hautbild, sondern trägt auch zur Wundheilung bei. Außerdem ist es vor allem zusammen mit Vitamin B7 verantwortlich für eine strahlende Erscheinung mit glänzendem Haar und kräftigen Nägeln. Zink fördert die Knochengesundheit und ist im Stoffwechsel an ca. 300 Enzymprozessen beteiligt.

Mangan ist für ein gut funktionierendes Knochensystem, Knorpel und Bindegewebe wichtig. Es ist wesentlich am Enzymstoffwechsel beteiligt und kommt in ca. 60 Enzymen vor. Mangan nimmt auch Einfluss auf die Harnstoffproduktion und damit auf die Entgiftung der Nieren. Auch für eine gute Wundheilung ist Mangan erforderlich. Zudem spielt das Spurenelement eine Rolle bei der Bindung von Insulin an die vorgesehenen Rezeptoren. Ebenso ist es bei der Bildung von Sexualhormonen bzw. deren Regulierung wichtig.
Kupfer beeinflusst die Augen- und Haarfarbe und wird im Bindegewebe benötigt. Es ist an der Herstellung von Elastin beteiligt, ohne das unsere Haare spröde werden. Kupfer schützt zudem vor freien Radikalen, die uns vorzeitig altern lassen. Für die Energiegewinnung im menschlichen Körper wird Adenosintriphosphat (ATP) zur Verfügung gestellt. In dem dafür erforderlichen Stoffwechselvorgang ist Kupfer ein wesentlicher Bestandteil.
Kupfer wird zusammen mit Eisen zur Bildung von roten und weißen Blutkörperchen gebraucht.

Was in Nahrungsergänzungsmitteln mühsam künstlich zusammengestellt werden muss, ist in Haferflocken auf natürliche Weise vorhanden und verfügbar. Sie sind ein Superfood für die Nerven und das Herz-Kreislauf-System und boostern unsere Energie und Schönheit!

Die verschiedenen Produkte aus Hafer

Haferflocken

Für Haferflocken werden die Haferkörner mit einer Flockenwalze gequetscht. Im Geschäft sind Ihnen sicherlich die Packungen aufgefallen, auf denen »Feinblatt« oder »Grobblatt« steht. Was ist hier der Unterschied? Grobe Haferflocken sind direkt gequetschte Körner. Für das Feinblatt braucht es noch einen Arbeitsschritt davor. Um die Flocken zarter zu bekommen, werden die Haferkörner zunächst mit einem Grützeschneider zerkleinert und dann erst ausgewalzt. Diese Flocken lösen sich besonders gut zu Brei auf und können in Gebäck verwendet werden. Wer mehr Biss mag, greift zu den groben Haferflocken. Vom Nährstoffprofil sind sie etwas günstiger.

Obwohl beide Arten aus Vollkorn bestehen, ist im gröberen Blatt der Anteil an resistenter Stärke höher. Diese ist Futter für die uns nützlichen Bakterien im Darm. In einer halben Tasse groben Haferflocken sind ca. 4,6 Gramm resistente Stärke enthalten.

Resistente Stärke

Es gibt Stärke, die der menschliche Organismus verdaut und als Kohlenhydrat verwertet, und dann gibt es die resistente Stärke. Sie ist für uns unverdaulich, jedoch ein Festmahl für die Darmflora. Die resistente Stärke kommt unverdaut im Dickdarm an und wird dort von den Lactobazillen verarbeitet.

Bei der Zerlegung durch die Bakterien entsteht Buttersäure, die sich günstig auf den Körper auswirkt. Sie unterstützt eine vitale Darmschleimhaut und hilft dadurch, Entzündungen niedrig zu halten. Auch der Blutzuckerspiegel reagiert günstig darauf.
Kühlen Kartoffeln, Nudeln und Reis nach dem Kochen 12 Stunden lang ab, findet ein chemischer Prozess statt, der die enthaltene Stärke in resistente Stärke umwandelt. Ein erneutes Erhitzen macht dies nicht rückgängig. Ohne das Abkühlen sind diese Lebensmittel eher Dickmacher.
Bei Haferflocken ist die resistente Stärke auch ohne Kälteschock vorhanden, denn bei Körnern und Samen bestehen die faserigen Zellwände daraus.

Neben Fein- und Grobblatt gibt es noch sogenannte Schmelzflocken. Sie sind so aufbereitet, dass sie sich in Flüssigkeit sehr leicht auflösen. Gedacht sind sie vor allem für die Ernährung von Kleinkindern und als Beigabe für Smoothies. Für die Herstellung wird Hafervollkornmehl zu einem Brei angerührt, der dann sehr fein ausgewalzt, getrocknet und zerkleinert wird. Werden diese Flocken in Flüssigkeit eingerührt, lösen sie sich wieder auf.

Haferflocken sollten trocken gelagert werden. Große Schraubgläser oder Blechdosen sind hierfür gut geeignet. Je feiner die Flocken verarbeitet sind, desto leichter nistet sich Ungeziefer darin ein. Prüfen Sie sie immer wieder, und entsorgen Sie sie, falls sie befallen sind. Sollte sich der Geschmack verändern und eine modrige Note annehmen, ist der Verzehr ebenfalls nicht mehr empfehlenswert.

Wenn Sie Ihre Liebe zu den Haferflocken entdeckt haben und diese regelmäßig in Ihren Speiseplan einbauen, dann ist eine Flockenquetsche eine sinnvolle Anschaffung. Es gibt handbetriebene und elektrische Modelle, die ganze Körner zu Flocken walzen. Um die Haferflocken für den Handel haltbar zu machen, werden sie pasteurisiert. Stellen Sie Ihre Haferflocken selbst her, können Sie immer kleine Mengen frisch zubereiten und benötigen keine Konservierung. Sie halten mindestens 1 Woche. In frisch gewalzten Flocken ist die Nährstoffbilanz auch noch besser als in den gekauften Haferflocken.
Mit einer Flockenquetsche können Sie natürlich auch andere Getreidearten, z. B. Dinkel, verarbeiten.

Haferkleie

Für die Gewinnung von Haferkleie werden das dünne Häutchen, das den Mehlkörper umfasst, die Randschichten der Samenschale und der Keim des Haferkorns verarbeitet. Dadurch sind die Nährstoffe hoch konzentriert. Der Beta-Glucan-Anteil ist in der Haferkleie fast doppelt so hoch wie in den Haferflocken. Für die Haferkur ist sie allerdings nicht geeignet, weil der Brei durch den höheren Ballaststoffanteil schwerer verdaulich wird. Wenn Sie Haferkleie verwenden, sollten Sie noch mehr auf ausreichende Trinkmengen achten, weil sie im Verdauungstrakt stark aufquillt und sonst zu Verstopfung führen kann.

Hafermehl

Immer mehr Menschen suchen nach Alternativen zu herkömmlichem Weizenmehl. Dadurch, dass vor allem Weizen durch die Züchtung stark verändert wurde, sind Backwaren für viele zu einer der größten Entzündungsquellen geworden. Der moderne Weizen ist reich an Gluten und macht Gebäck schön fluffig. Allerdings reagiert der Organismus häufig empfindlich darauf. Menschen, die den Anteil an Gluten niedrig halten wollen, finden manche exotischen Alternativen wie Kichererbsenmehl, Kastanienmehl, Reismehl und eben auch Hafermehl.

Dieses eignet sich zum Backen und kann vielseitig genutzt werden. Die in Rezepten angegebene Mehlmenge sollte dabei um ¼ reduziert werden, da Hafermehl mehr Flüssigkeit aufnimmt als Weizenmehl. Eventuell müssen Sie auch etwas Wasser, Hafermilch oder ein Ei mehr verwenden, um die gewünschte Konsistenz zu erhalten.

Wer kein fertiges Mehl kaufen möchte, kann aus Haferflocken mithilfe eines Pürierstabs oder Hochleistungsmixers Mehl herstellen. Natürlich können Sie auch Körner mit einer manuellen Getreidemühle zu Hafermehl mahlen, aber das ist deutlich anstrengender.

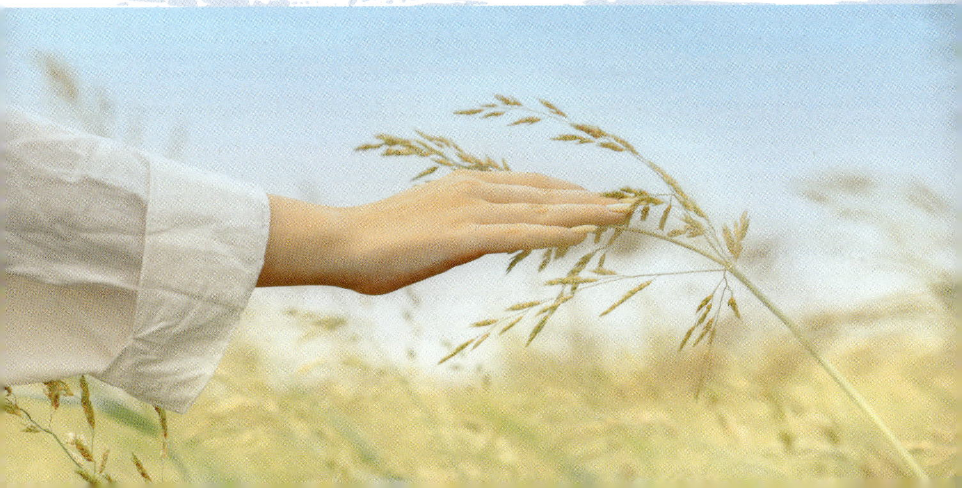

Ist Hafer für Menschen mit Zöliakie geeignet?

Die Antwort ist »Jein«!

Von Natur aus ist Hafer glutenfrei. Doch da er meist auf Feldern wächst, auf denen in der Fruchtfolge auch andere Getreidearten wachsen oder die neben Feldern mit anderen Getreidearten liegen, kann es zu Verunreinigungen kommen. Auch die Erntemaschinen, die zum Einsatz kommen, werden in der Regel für andere Getreidearten genutzt. Und in den Mühlen werden ebenfalls viele verschiedene Getreidearten verarbeitet.

Daher sollten Menschen mit Zöliakie Hafer verwenden, der explizit als »glutenfreier Hafer« deklariert ist. Handelsüblicher Hafer kann Spuren von Gluten enthalten.

Damit Hafer als »glutenfrei« deklariert werden darf, müssen bestimmte Kriterien erfüllt werden:

- Auf dem Feld darf mindestens 2 Jahre vorher kein glutenhaltiges Getreide angebaut worden sein.
- In der Nachbarschaft dürfen keine glutenhaltigen Getreide angebaut werden.
- Die Erntemaschinen dürfen nur auf Feldern mit glutenfreiem Getreide eingesetzt werden.
- In den Mühlen darf ausschließlich glutenfreies Getreide verarbeitet werden.

Menschen mit Zöliakie sollten erst ihren Darm sanieren, bevor sie Haferflocken essen. Da Hafer einen relativ hohen Ballaststoffanteil hat, könnte er den empfindlichen Darm sonst reizen.

Hafermilch bzw. Haferdrink

Als »Milch« dürfen in der EU nur Produkte bezeichnet werden, die von Kuh, Schaf, Ziege oder Pferd durch Melken gewonnen wurden. Da die Verbraucher sonst angeblich getäuscht werden könnten, müssen vegane Milchalternativen anders benannt werden. Daher heißen sie oftmals Drink.

Wer aus ethischen, ökologischen oder gesundheitlichen Gründen keine tierische Milch verwenden möchte, jedoch auf das Geschmackserlebnis nicht verzichten will, für den ist Haferdrink eine sinnvolle Alternative. Seine Ökobilanz ist deutlich besser als die von Mandel- oder Sojadrinks.

Es gibt fertige Haferdrinks zu kaufen. Ihn selbst zu produzieren, ist allerdings auch sehr einfach.

Haferdrink

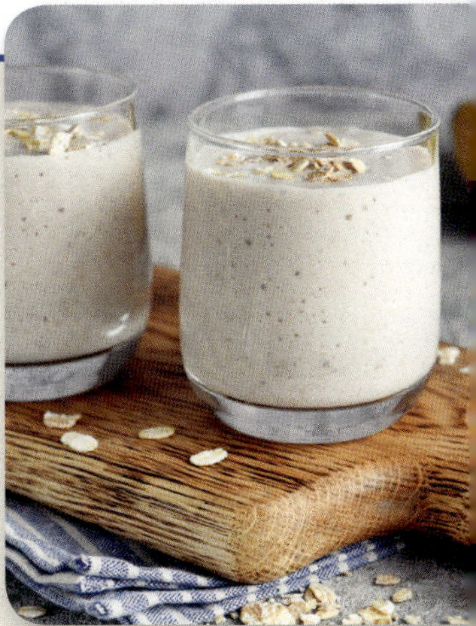

1 l Wasser
80 g feine Haferflocken
1 Prise Salz

Das Wasser zum Kochen bringen und die Haferflocken einrühren. Das Salz dazugeben und den Herd auf die niedrigste Stufe stellen. Die Hafermasse für 15 Minuten ziehen lassen.

Den Topfinhalt anschließend entweder in einen Hochleistungsmixer geben oder mit einem Stabmixer pürieren. Das Püree durch ein feines Sieb gießen und die Flüssigkeit in einer Schüssel auffangen. Die Flüssigkeit in Glasflaschen umfüllen und im Kühlschrank lagern. Der Haferdrink hält sich bis zu 4 Tage.
Den Rest der Haferflocken, der im Sieb hängen bleibt, nach Belieben als Porridge verwenden.

Ihren selbst gemachten Haferdrink können Sie nach Ihrem Geschmack noch süßen. Mit ihm können Sie Soßen abbinden und verfeinern, Süßspeisen wie Pudding, Grießbrei, Milchreis oder Pfannkuchen zubereiten oder Ihren Kaffee verfeinern. Im Kaffee flockt Hafermilch jedoch manchmal aus. Das liegt an der Gerbsäure in den Kaffeebohnen. Eine Möglichkeit ist, auf Kaffeesorten mit niedrigem Gerbsäureanteil zu achten, oder Sie wenden einen kleinen Kniff bei der Herstellung des Haferdrinks an, der noch einen weiteren Vorzug hat: Für manche Genießer hängt das Kaffeeglück am perfekten Milchschaum. Damit er auch mit Haferdrink gelingt, braucht dieser einen gewissen Fettanteil.

Aufschäumbarer Haferdrink

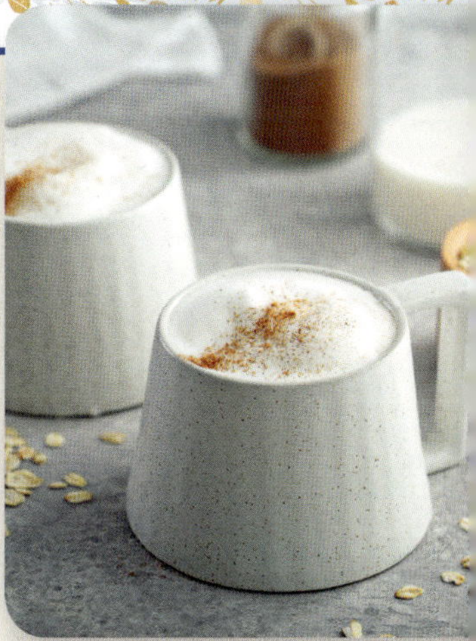

1,5 l Wasser
150 g feine Haferflocken
4 getrocknete Datteln
20 ml Sonnenblumenöl

Alle Zutaten in einen Hochleistungsmixer geben. Besser keinen Stabmixer verwenden, da es wichtig ist, dass sich alle Zutaten sehr zügig miteinander verbinden. Alles in maximal 30 Sekunden auf höchster Leistungsstufe pürieren.

Die Hafermasse sofort durch ein Sieb gießen und die Flüssigkeit in einer Schüssel auffangen. Es ist wichtig, dass die flüssigen Anteile schnell wieder von den festen Anteilen getrennt werden, weil sonst die Gefahr besteht, dass der Milchersatz zu pampig wird. Bei zu vielen festen Bestandteilen in der Flüssigkeit noch einmal durchsieben.

Den Haferdrink in Glasflaschen abfüllen und im Kühlschrank lagern. Dort ist er 3–5 Tage haltbar. Für eine größere Stabilität des Milchschaums anstelle eines Handaufschäumers einen Hochleistungsmixer verwenden. Meiner Erfahrung nach lässt sich der Drink frisch hergestellt besser aufschäumen als nach ein paar Tagen im Kühlschrank.*

---

* Dieses Rezept ist inspiriert von der Seite www.nomilktoday.de.

Warum Bio sinnvoll ist

Das Überangebot an Nahrung im Supermarkt empfinden wir als Normalität. Aber die Produkte dort sind eher bunt verpackter Füllstoff für den Magen. Er nährt unsere Zellen nicht trotz großer Mengen, die wir konsumieren.

Ich unterscheide zwischen Nahrungsmitteln und Lebensmitteln. Lebensmittel zeichnen sich durch Qualität aus, wurden im Einklang mit der Natur und traditionell, im besten Fall manuell hergestellt. Selbst kleine Mengen davon befriedigen den Körper und fluten ihn mit Biophotonen. Wir sind auf allen Ebenen gesättigt und strotzen vor Energie.

Die Frische von belebendem Quellwasser spüren, erntefrisches Gemüse und Wildkräuter zubereiten, im Wechsel mit den Jahreszeiten die Schätze der Natur entdecken – das sind für mich Mittel zum Leben.

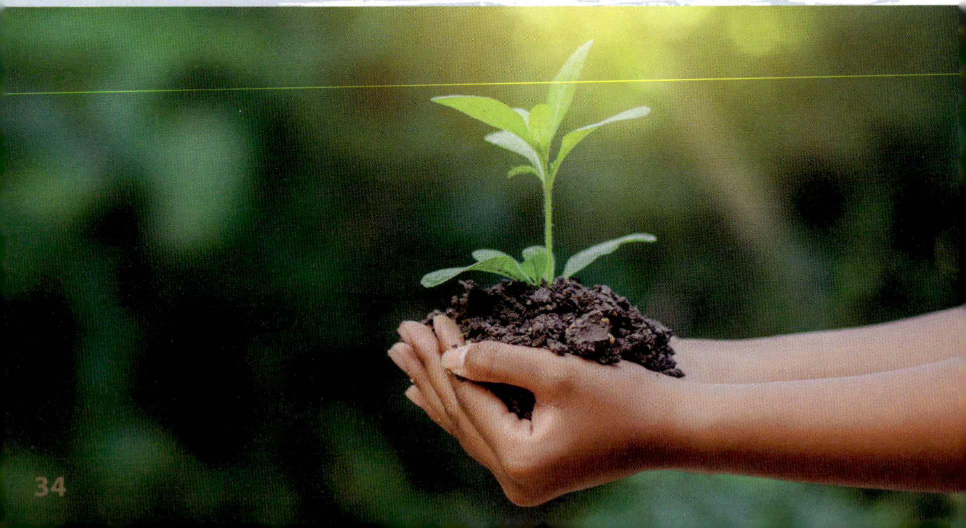

In unserer Wohlstandsgesellschaft haben wir uns von der Natur entkoppelt. Vielen ist nicht mehr bewusst, welche Mühe und welcher Aufwand dahinterstecken, etwas anzubauen, zu ernten und zu verarbeiten. Essen soll möglichst billig sein, was dank der Industrialisierung der meisten Produktionsschritte auch möglich ist. Doch die Wertschätzung für mit Liebe und Hingabe angebaute, von Hand geerntete und auch zubereitete Lebensmittel geht dadurch verloren. Ich bin sicher, Sie würden in einer Blindverkostung den Unterschied schmecken und spüren.
Die Industrieware einiger weniger Großunternehmen verdrängt auch die nationale kulinarische Individualität. Der Einheitsbrei hat uns krank gemacht. Wie ist es sonst zu erklären, dass in so reichen Ländern wie Deutschland und den USA die Menschen immer früher an Zivilisationskrankheiten sterben? Müssten wir nicht in der Lage sein, uns optimal zu ernähren und in bester Gesundheit älter zu werden als die Menschen jemals zuvor?

Die beste Nahrung, von der der Körper und seine Zellen und auch unser Energiekörper am meisten profitieren, ist einfach, natürlich und so wenig wie möglich verarbeitet. Um uns darauf einzulassen, braucht es ein Um- und Neudenken. Wir müssen unsere erworbene Bequemlichkeit bewusst wieder aufgeben.

Seit 10 Jahren besuche ich weltweit Farmen, um etwas über Anzucht, Anbau und Ernte für die Gewinnung von ätherischen Ölen zu lernen. Die Partnerbetriebe des Herstellers von ätherischen Ölen, mit dem ich zusammenarbeite, sind alle ökologischen Prinzipien verpflichtet. Darüber hinaus konnte ich die kostbaren Weinreben im Proseccotal bestaunen, nahm an der

Olivenernte und Ölpressung auf Sizilien teil, habe in der Schweiz bei einem Agro-Forestry-Projekt auf 1100 Metern Höhe mitgeholfen und war in Ungarn bei einem traditionellen Hersteller von Kuh- und Schafskäse.
Wer selbst einmal Hand bei der Herstellung von hochwertigen Lebensmitteln angelegt hat, kann viel besser verstehen, warum diese wertvoll sind und einen entsprechenden Preis haben. Er ist ein fairer Ausgleich für die Arbeit und Hingabe der Produzenten.
Dem Verbraucher fehlt oftmals das Wissen darüber, wie viele Arbeitsschritte erforderlich sind, um ein authentisches, biologisches Endprodukt zu erhalten. Wir leben aktuell in einer Welt, in der faken und tricksen erlaubt sind, um die Preise günstig zu halten. Honig, Olivenöl, ätherische Öle und Tomatenmark gehören zu den am meisten gefälschten Produkten weltweit. Ein hübsches Etikett und eine idyllische Werbewelt täuschen den Kunden und verführen ihn zum Kauf.

Echter Bioanbau ist viel mehr, als auf Herbizide, Pestizide und Kunstdünger zu verzichten. Ich halte ihn für den Weg aus der Agrar-Einbahnstraße.
Es geht auch darum, dass die wertvolle Humusschicht erhalten bleibt, dass es eine Diversität im Boden gibt und dass weder Tiere noch Menschen noch die Natur ausgebeutet werden. Je besser die Erde ist, desto gesünder sind die Pflanzen, die auf ihr wachsen, und umso nährstoffreicher sind die Früchte. Es ist also in unserem eigenen Interesse und dem zukünftiger Generationen, einen nachhaltigen, verantwortungsvollen Landbau zu betreiben.
Wenn es um die Ernährung der Zukunft geht, hört man oft von Hochhäusern in Städten, die in Gewächshäuser umgewandelt

werden. Pflanzen wachsen darin unter Kunstlicht auf Nährlösungen.* Aber es geht nicht nur darum, dass einer Pflanze die Nährsalze zur Verfügung gestellt werden, die sie braucht. Eine Frucht, die in der Natur gewachsen ist und das Sonnenlicht in sich aufnehmen konnte, wird ganz andere Wirkungen entfalten, wenn sie gegessen wird. Das verlangt dem Bauern Zeit, Hingabe und Geduld ab, er muss seine Finger in die Erde stecken, unter der gleißenden Sonne schwitzen oder in Nässe und Kälte frieren. Bei jedem Landwirt, den ich besucht habe, konnte ich aber auch den Stolz auf seine Arbeit sehen. Diese verdient Respekt und Wertschätzung, auch in Form einer angemessenen Bezahlung. Wir stimmen mit unserem Geldbeutel darüber ab, welche Anbaumethoden wir für die Zukunft fördern wollen.

* Z. B. www.welt.de/wissenschaft/article2000995/Gewaechshaeuser-so-hoch-wie-Wolkenkratzer.html (Stand: 30.11.2022)

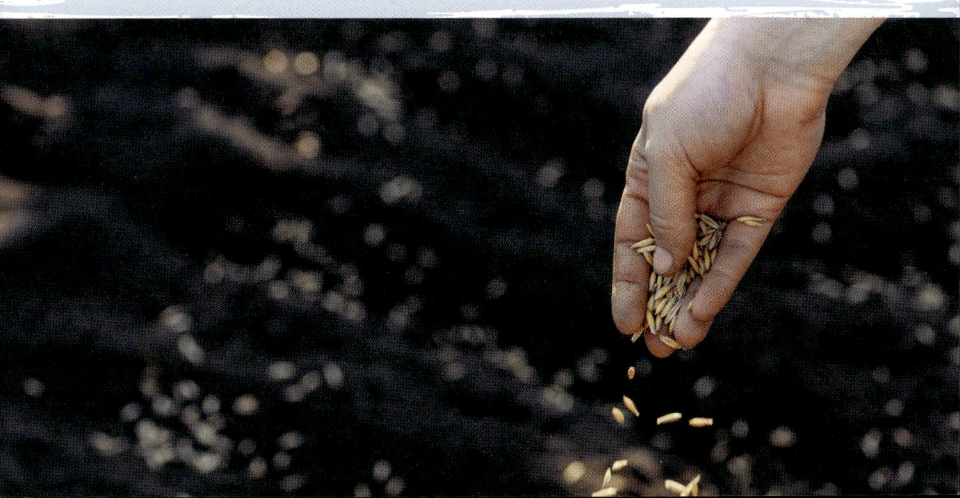

Die Verführung, der viele Landwirte in den letzten Jahrzehnten erlegen sind, ist, die Erntemengen immer weiter zu erhöhen, Ausfälle zu minimieren und Gewinne zu stabilisieren. Das ist viele Jahre gut gegangen. Doch jetzt stehen wir vor ausgemergelten Böden, denen nur noch mit Kunstdünger eine Ernte abgerungen werden kann. Es ist sinnvoll, mit kleineren Maschinen über das Feld zu fahren, statt schwere Hightech-Vollernter zu verwenden, die die Bodenschichten verdichten und dadurch die Artenvielfalt in der Erde verringern und das Versickern von Regenwasser erschweren.
Hafer ist, wie auch Hanf, eine Pflanze, die die Böden reinigen und regenerieren kann. Es geht um ein Umdenken, sowohl bei den Landwirten als auch bei den Verbrauchern.

Egal, um welches Endprodukt es sich handelt: Es macht einen Unterschied, ob die Pflanzen so achtsam wie möglich behandelt werden oder es nur um die Gewinnmarge geht.
Es braucht einen Bewusstwerdungsprozess, wir müssen wieder in längeren Zyklen denken und mit der Natur zusammenarbeiten. Unsere Mitarbeiter sind auch die vielen Mikroorganismen im Boden, die ebenfalls gefüttert werden wollen. So können wir die Fruchtbarkeit der Erde erhalten, damit noch viele, viele Generationen nach uns mit nahrhaftem Gemüse und Obst versorgt werden können.
Wenn die Anbauflächen sinnvoll in Mischkultur genutzt werden, damit sich die Pflanzen auch gegenseitig beschatten und unterstützen können, wäre es ein Leichtes, alle Menschen auf diesem Planeten zu ernähren. Dazu braucht es weder Chemiekeulen noch Hybridpflanzen noch Salathochhäuser.

Das große Problem ist, dass mit Lebensmitteln gezockt wird und nicht mehr Angebot und Nachfrage die Preise bestimmen, sondern Spekulanten. Das ganze System krankt. Lassen wir uns von ihm nicht selbst krank machen!*

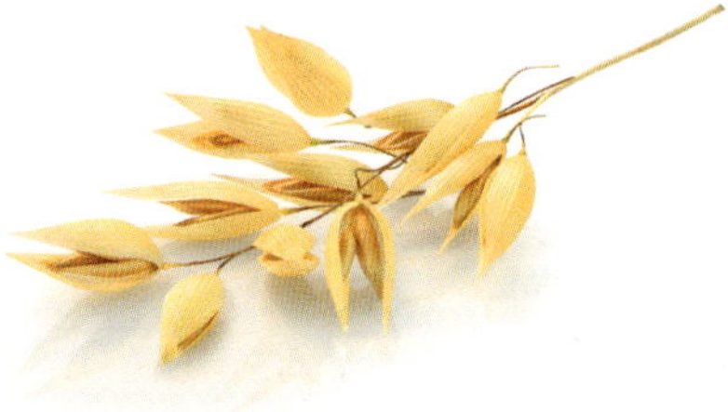

* Mein Mann und ich haben 2021 einen ganzheitlichen Gesundheitspflegeverein gegründet. Eines unserer Projekte ist, gesunde Lebensmittel zu fördern, z. B. Olivenöl aus von Hand gepflückten Früchten, ungarischen Käse und italienische Bergamotten. Bei Interesse freuen wir uns über eine Kontaktaufnahme unter verein@lebeenergetisch.at.

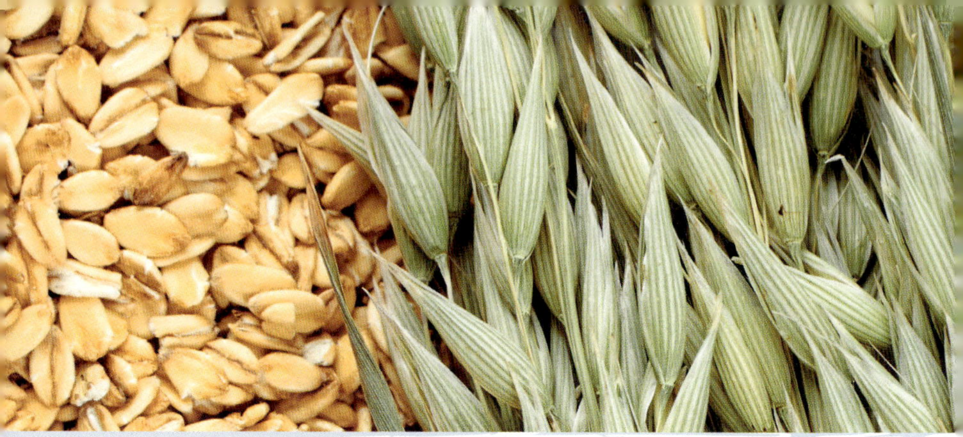

Immer diese Hormone!

Sie kennen bestimmt auch diesen resignierten Seufzer: »Das muss an den Hormonen liegen!« Manchmal habe ich das Gefühl, die Hormone müssen für alles herhalten. Tatsächlich haben sie uns schon ziemlich im Griff und sind an unzähligen Körperprozessen beteiligt. Wenn es um das Thema Gewichtsreduktion geht, kommen wir an den Hormonen nicht vorbei.

Was sind Hormone? Manche denken dabei ausschließlich an Geschlechtshormone wie Östrogene und Testosteron, doch es ist viel komplexer. Es handelt sich um Botenstoffe, die in den Körperdrüsen produziert und über das Blut durch den Körper befördert werden. Sie setzen in bestimmten Systemen einen Prozess in Gang oder bremsen ihn und haben damit u. a. Einfluss auf die Verstoffwechslung der Nahrung, den Wasserhaushalt, das Schlafverhalten, den Blutdruck und natürlich auch auf die Sexualität. Die Wirkstoffe im Hafer können viele Hormondrüsen und damit die Ausschüttung verschiedenster Botenstoffe positiv beeinflussen.

Die Hormondrüsen

Damit Sie die komplexen Zusammenhänge im Drüsensystem besser verstehen, schauen wir es uns ein bisschen genauer an. Das wird Ihre Motivation steigern, Ihr Hormonsystem zu pflegen und zu regenerieren.

Die Hirnanhangsdrüse

Die Hirnanhangsdrüse oder Hypophyse ist an der Basis des Gehirns angesiedelt und besteht aus einem Vorder- und einem Hinterlappen. Sie managt das gesamte Hormon- und Nervensystem.

Ein Überblick über ihre Funktionen:

- Sie regelt das Hunger- und Durstgefühl.
- Sie steuert die Körpertemperatur und den Wasserhaushalt.
- Sie hat Einfluss auf den Herzschlag und die Ausscheidung über die Blase.
- Sie regt andere Drüsen zur Produktion derer Hormone an, z. B. die Schilddrüse zur Produktion von TSH, die Nebennieren von Adrenalin und Cortison sowie die Keimdrüsen von Geschlechtshormonen.
- Sie beeinflusst das Wachstumshormon.
- Sie wirkt auf die Leber, die Muskulatur, das Fettgewebe und die Knochen ein.
- In einem Teil der Hirnanhangsdrüse wird die Bildung des Kuschelhormons Oxytocin ausgelöst.
- In ihr wird der Farbstoff Melanin hergestellt, der uns vor dem schädlichen Spektrum der UV-Strahlen schützt.

Würde man das Hormonsystem als Firmenorganigramm mit den verschiedenen Hierarchieebenen in einem Betrieb darstellen, dann wäre die Hirnanhangsdrüse die Geschäftsführung. Sie liegt relativ mittig im Schädel, auf Höhe der Augen, und ist etwa so groß wie eine Kirsche. Der Hypothalamus wäre in der Businesssprache der Vorstand des Unternehmens. Er agiert als Hauptsteuerungszentrale mit der Hirnanhangsdrüse zusammen.
So vielschichtig der Einfluss der Hirnanhangsdrüse ist, so fragil ist sie auch. Viele unserer modernen Lebensbedingungen und Umwelteinflüsse stören die Balance dieser wichtigen Drüse.

Die Zirbeldrüse

In antiken Zeiten soll die Zirbeldrüse oder Epiphyse die Größe einer Walnuss erreicht haben, aufgrund der schädigenden Umwelteinflüsse wird sie heute oft nur noch so groß wie ein kleiner Fingernagel.
Auch die Zirbeldrüse ist im oberen Management angesiedelt, als Stabsstelle direkt unter der Geschäftsführung. Diese »Meisterdrüse« hat einen großen Einfluss auf verschiedene Körperfunktionen und Stoffwechselprozesse. Außerdem hat sie einen Bezug zu unserer Spiritualität und ist dort angesiedelt, wo man das »Dritte Auge« lokalisiert, mittig zwischen den Augenbrauen und tief im Gehirn.
Für ihre Hormonproduktion sind das frühe Sonnenlicht und das Dunkel der Nacht wichtig. Tagsüber reguliert die Zirbeldrüse die Herstellung von Serotonin, einem Neurotransmitter, der auch als Happiness-Hormon bekannt ist. Verfügt unser Körper über einen hohen Serotoninspiegel, dann fühlen wir uns ausgeglichen und zufrieden. Es beeinflusst den Appetit, den Sexualtrieb,

den generellen Antrieb, etwas zu tun, die Körpertemperatur, die Wahrnehmung und Einstufung von Schmerzen und den Schlaf-wach-Rhythmus.

Bei Dunkelheit produziert die Zirbeldrüse das Hormon Melatonin, das mit einer guten Nachtruhe und Regenerationsprozessen im Schlaf im Zusammenhang steht. Deshalb ist es ungünstig, noch bis kurz vor dem Zubettgehen vor dem Fernseher, Handy oder PC zu sitzen, da über die Lichtwahrnehmung (besonders den Blaulichtanteil, der bei Bildschirmen extrem hoch ist) der Impuls an die Zirbeldrüse gegeben wird, wach zu bleiben. Viele Einschlafstörungen lassen sich dadurch erklären. Eine achtsame Pflege der Zirbeldrüse umfasst ein allmähliches Zurruhekommen vor dem Schlafen und komplette Dunkelheit im Schlafzimmer. Auch, bei Sonnenaufgang aufzustehen und ein paar Minuten barfuß durch das taunasse Gras zu laufen, tut ihr gut. Außerdem sollten Sie Hafer in Ihren Speiseplan aufnehmen, denn er enthält L-Tryptophan, das eine Vorstufe von Melatonin darstellt.

Melatonin fördert die Tiefschlafphasen, und nur in diesen finden kleine Reparaturen auf Zellebene statt. Es braucht kein »Anti-Aging«, aber auch kein »Turbo-Aging«. Die Umwelteinflüsse lassen die Zellen oft oxidieren und damit vorzeitig altern. Fehlt erholsamer und vor allem ausreichender Schlaf, sinkt daher unsere Vitalität, zudem ruft dies das gefürchtete Hormon Ghrelin auf den Plan, das für Heißhungerattacken, eine Verlangsamung des Stoffwechsels und eine erhöhte Fetteinlagerung verantwortlich ist.

Die Schilddrüse

In der Businesssprache gehen wir nun zu den Abteilungsleitern über. Die Schilddrüse ist die Chefin des Stoffwechsels. Sie liegt an der Vorderseite des Halses und ähnelt in ihrer Form einem Schmetterling. Diese Drüse ist an ca. 300 Körperprozessen beteiligt. Dabei ist das Zusammenspiel zwischen ihr, dem Hypothalamus und der Hirnanhangsdrüse wichtig.

Die Schilddrüse produziert die beiden Hormone Thyroxin, bekannt als »T4«, und Trijodthyronin, bekannt als »T3«. Diese haben einen weitreichenden Einfluss auf den Energiehaushalt, die Kalorienverbrennung und dadurch auf das Gewicht. Stoffwechselfunktionen wie die Umwandlung der Kohlenhydrate in Energie, die Insulinproduktion sowie der Eiweiß- und Fettstoffwechsel und die Verdauungsfunktionen haben ebenfalls mit einer guten Funktion der Schilddrüse zu tun. Auch die Gehirnleistung und die mentale Verfassung können damit zusammenhängen. Übrigens besteht auch ein Zusammenhang zwischen Schilddrüse und der Funktion der Eierstöcke bei Frauen. In der Schwangerschaft fördert die Schilddrüse die Reifung des Fötus. Weiterhin beeinflusst die Schilddrüse das Herz und den Blutdruck.

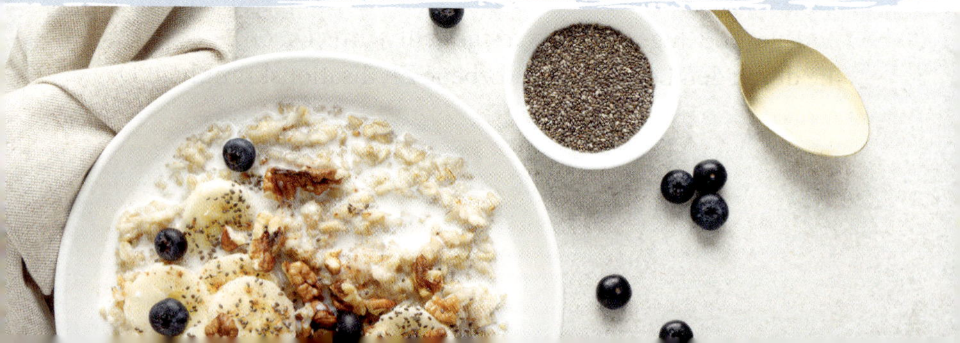

Ob wir uns kraftvoll und voller Elan fühlen, kann mit der Funktion der Schilddrüse zusammenhängen. Bei einer Unterfunktion ist unser Blutdruck zu niedrig, und wir laufen untertourig. Eine Überfunktion sorgt für einen erhöhten Blutdruck, und wir stehen ständig auf dem Gaspedal. Beides tut dem Körper auf Dauer nicht gut. Die Schilddrüse ist sehr sensibel und kann auch durch traumatische und emotionale Erlebnisse aus ihrem Takt kommen.
Wenn wir bedenken, wie viele Körpersysteme von der Schilddrüse beeinflusst werden, lohnt es sich, ihre Werte im Verdachtsfall vom Arzt überprüfen zu lassen.

Die Bauchspeicheldrüse

Vom modernen Lebensstil mit zuckerreicher und stark kohlenhydratlastiger Ernährung wird hauptsächlich die Bauchspeicheldrüse gestresst. Unterhalb des Rippenbogens liegt sie unter dem Magen. Zum einen produziert diese Drüse Insulin, das im Kohlenhydratstoffwechsel wichtig ist, zum anderen stellt sie Enzyme bereit, um Fette zu spalten oder Proteine und Kohlenhydrate besser verdauen zu können.
Die Bauchspeicheldrüse ist bei der Geburt mit einer bestimmten Insulinproduktionskapazität angelegt. Wenn das »Pulver verschossen« ist, stellt sich der sogenannte Altersdiabetes ein. Dramatisch ist, dass diese Störung immer häufiger schon bei Kindern und Jugendlichen festgestellt wird. Diabetes Typ 2 ist eine durch den Lebensstil erworbene Zivilisationskrankheit. Daneben gibt es noch Diabetes Typ 1, der als Autoimmunkrankheit eingestuft wird und genetisch bedingt ist.
Wenn wir Fertigprodukte konsumieren, dann ist uns oft nicht bewusst, wie viel Zucker darin versteckt ist. Verpackungen spre-

chen die Emotionen an, die Inhaltslisten erzählen oft andere Geschichten. Ein übler Störenfried für die Bauchspeicheldrüse ist »Glukose-Fruktose-Sirup«. Dieser Zucker ist sehr günstig und gut haltbar, daher für die Industrie interessant. Er ist jedoch enorm schädlich, weil seine unnatürliche Süßkraft den Körper in eine Schieflage bringt. Glukose-Fruktose-Sirup wird nicht wie gewöhnlicher Zucker in Energie umgewandelt, sondern in Fett. Außerdem belastet er die Leber und kann im schlimmsten Fall sogar zu einer Fettleber führen. Leider ist er in fast allen Fertigprodukten und Fast-Food-Gerichten enthalten.*

Zucker war zu Ururgroßmutters Zeiten in der Apotheke zu kaufen. Heute ist er palettenweise frei verfügbar im Supermarkt. Doch nicht nur der Zucker, den wir bewusst zu uns nehmen, hat uns am Wickel, es sind vor allem die versteckten Zucker in Softdrinks und Fertigprodukten. Von diesem Industriezucker wieder loszukommen, ist damit vergleichbar, einen Drogenentzug zu machen. Er spricht unser Suchtzentrum im Gehirn an und will immer höhere Dosen für den nächsten Kick. Laut einer amerikanischen Studie ist es sogar achtmal schwieriger, sich von Zucker zu entwöhnen als von einer harten Droge wie Kokain.**

Man muss es ganz brutal sagen: Zucker ist eine Einstiegsdroge. Es sind ähnliche Prozesse, die im Gehirn ablaufen, wenn jemand harte Drogen nimmt oder sich regelmäßig eine Tüte Gummibärchen, eine Tafel Schokolade, eine Fertigpizza oder einen Energy-

---

* Es gibt hierzu eine aufrüttelnde Dokumentation aus dem Jahr 2004, den Film »Supersize me«: www.watchdocumentaries.com/super-size-me.

** Vgl.: www.naturalnews.com/053294_sugar_cocaine_addiction.html. (Stand: 30.11.2022)

drink »gönnt«. Zucker ist außerdem Futter für Krebs und Pilze im Körper. Unser Mikrobiom, das aus uns freundlich gesinnten Bakterien besteht, die in und auf uns in Symbiose leben, kommt durch zu viel Zucker aus dem Gleichgewicht, weil die nicht dienlichen Bakterien damit gemästet werden.*

Wie bereits erwähnt, produziert die Bauchspeicheldrüse Enzyme, die helfen, die Nahrung aufzuspalten. Werden nicht ausreichend Verdauungssäfte im Dünndarm bereitgestellt, dann gelangen schlecht verdaute Nahrungsbestandteile in den Dickdarm. Dort zerlegen Mikroorganismen den verbleibenden Speisebrei. Allerdings werden sie überfordert, wenn unzureichend verdaute Bestandteile angeliefert werden. Neben übel riechenden Blähungen und unerwünschten Gärungsprozessen, die die Leber belasten, kann sich das Milieu im Darm verschieben, wodurch unterschwellige Entzündungen der Darmschleimhaut auftreten. Eine nicht optimale Darmflora produziert Abfallprodukte, die die Darmschleimhaut zusätzlich reizen können, wodurch das eigene Immunsystem geschwächt wird. Nahrungsmittelunverträglichkeiten oder Allergien sind eine weitere Folge.

Daher ist es sehr sinnvoll, die Verdauungssäfte anzuregen und die Bauchspeicheldrüse nicht durch unnatürliche Zucker und schlechte Kohlenhydrate unter Stress zu setzen. Die Entlastung der Bauchspeicheldrüse ist ein Kernthema dieses Buches.

---

* www.pressetext.com/news/20030131037. (Stand: 30.11.2022)

Die Nebennieren

Die Nebennieren sind kleine, jedoch sehr wichtige Drüsen, die auf den beiden Nieren im mittleren Rücken sitzen. Sie produzieren für uns lebenswichtige Hormone, u. a. DHEA (Dehydroepiandrosteron), ein Sexualhormon, das der Körper sowohl in das männliche als auch das weibliche Sexualhormon umwandeln kann. In der Nebennierenrinde wird das Stresshormon Adrenalin ausgeschüttet. Dieses setzt eine Kettenreaktion in Gang, die in akuter Gefahr das Leben retten kann.

Wenn unseren Vorfahren in der Steinzeit der Säbelzahntiger gegenüberstand, wurde durch das Adrenalin der sogenannte Kampf-oder-Flucht-Modus ausgelöst. Ein massiver Energiekick sorgte dafür, dass sie kämpfen oder fliehen konnten. Dazu wurden verschiedene Körperfunktionen heruntergefahren, z. B. die Libido und die Verdauung. Sie haben im Angesicht der Gefahr keine Priorität. Die Blutversorgung wurde von den inneren Organen abgezogen und Armen und Beinen sowie dem Gehirn zur Verfügung gestellt, um die Wachsamkeit und geistige Klarheit zu fördern. Genetisch haben wir uns seither kaum verändert, und so läuft der Prozess auch heute noch genau so ab. In der modernen Welt sitzt mehrmals am Tag der Säbelzahntiger auf unserem Schoß, allerdings in Gestalt nicht funktionierender Technik, eines verpassten Zuges, eines Staus auf der Autobahn oder Differenzen mit den Kindern. Jedes Mal aktivieren solche Situationen die Nebennierenrinde. Doch da wir nicht kämpfen oder fliehen, wird das ausgeschüttete Adrenalin nicht abgebaut. Auf Dauer läuft der innere Motor heiß und geht uns der Saft aus. Dadurch besteht ein erhöhter Mineralienbedarf. Wird dieser nicht gedeckt, können die Nebennieren nicht richtig arbeiten und erschöpfen sich dann.

Ein weiteres Hormon, das in der Nebenniere hergestellt wird, ist Cortisol. Es hält Entzündungen in Schach und wandelt die Kohlenhydrate aus der Nahrung in Energie für den Körper um. Auch der Blutdruck und der Rhythmus von Ruhe und Aktivität wird durch das Hormon geregelt. Schüttet der Körper jedoch durch chronischen Stress ständig Cortisol aus, dann steigt die Gefahr, »Stressfett« anzusetzen. Es fördert die Lust auf Süßigkeiten und Koffein für einen schnellen Energiekick. Doch der Zucker wird vor allem in kleinen Fettvorräten am Unterbauch eingelagert. Das gefürchtete viszerale Bauchfett ist die Brutstätte für Diabetes, Probleme mit dem Blutdruck und Gefäßkrankheiten.
Wenn Sie unter viel Stress leiden, sollten Sie überlegen, das übliche Frühstück mit Marmeladenbrötchen oder Crunchy-Müsli durch eine proteinhaltige Mahlzeit zu ersetzen. Sonst steigt das Risiko einer Insulinresistenz.

Die Keim-/Geschlechtsdrüsen

Bei Männern sind die Hoden, bei Frauen die Eierstöcke die Keimdrüsen. Diese produzieren geschlechtsspezifische Sexualhormone und die für die Fortpflanzung wichtigen Keimzellen. Wenn wir stundenlang im Auto oder vor dem Computer sitzen, klemmen wir oft die Energie und die Durchblutung der Keimdrüsen ab. Die petrochemischen Rückstände wie Mikroplastik in Kosmetik und Verpackungsmaterial lassen bei einer dauerhaften Exposition die Männer verweiblichen und bringen auch den Geschlechtshormonhaushalt bei den Frauen durcheinander, weil sie wie Östrogene wirken.

Die Hormone

Wir sehen, dass die Funktionen im menschlichen Körper stark von den Hormonen geregelt werden und dass es viele Stressoren gibt, die die fragile Balance stören. Hormone sind Teamplayer, sodass ein Ungleichgewicht an einer Stelle Folgen für alle Bereiche haben kann. Deswegen schauen wir uns einige Hormone nun noch genauer an. Je besser Sie die Abläufe in Ihrem Körper verstehen, desto leichter können Sie Ihren Lebensstil optimieren, um mehr Vitalität, Gesundheit und Freude zu erleben, Gewicht zu verlieren und Zivilisationskrankheiten vorzubeugen. Uns interessieren an dieser Stelle vor allem die Botenstoffe, die mit dem Stoffwechsel und dem Gewichtsmanagement zu tun haben.

Insulin

Wenn Kohlenhydrate, die im Körper in Zucker umgewandelt werden, oder direkt Zucker aufgenommen werden, reagiert die Bauchspeicheldrüse und schüttet Insulin aus. Unsere Zellen haben an ihrer Oberfläche Insulinrezeptoren, über die der Zucker in die Zelle gelangt. Er ist der Treibstoff für die Mitochondrien, die Kraftwerke in unseren Zellen. Solange Insulin im Blut ist, kann kein Fett verbrannt werden. Es hemmt Lipase, ein Enzym zur Fettaufspaltung. Sobald wir Zucker aufnehmen, wird für ca. 7 Stunden die Fettverbrennung gestoppt. Haben wir besonders viel Zucker im Blut, wird er als Reserve in Fett umgewandelt und eingelagert. So entsteht das gefürchtete Hüftgold.

Umweltbelastungen wie Pflanzenschutz- und Insektenvernichtungsmittel, Schwermetalle, petrochemische Rückstände und Weichmacher verändern unseren Hormonhaushalt und können Mitauslöser für Übergewicht, Diabetes, Insulinresistenz und Unfruchtbarkeit sein. Es handelt sich um sogenannte endokrine Disruptoren, die die Wirkung der Hormone beeinflussen. Angesichts dessen sollten wir bewusst biologische Lebensmittel und giftfreie Produkte verwenden, um gegenzusteuern.* Ein mit Toxinen belasteter Organismus hat einen niedrigen Energielevel. Meist folgen eine schlechte Verdauung, Schlafschwierigkeiten, Unlust an Bewegung und eine instabile Psyche. Dadurch steigt die Versuchung, sich mit Süßigkeiten oder Softdrinks einen Energiekick zu holen oder vermeintlich die Seele zu trösten. Aus diesem Kreislauf wieder auszusteigen, ist eine Herausforderung. Eine Hilfestellung können dabei die ätherischen Öle sein.** Aber die Entscheidung, Giftstoffe aus dem eigenen Leben zu verbannen, ist ein erster wichtiger Schritt. Wenn der Körper nicht mehr so viel Energie verwenden muss, um Toxine zu neutralisieren, dann steht diese an anderen Stellen zur Verfügung.

* In meinem Buch »Radikal ganzheitlich entgiften« gibt es viele Tipps für eine giftfreie Neuausrichtung im Familienalltag.

** Auf Seite 131 erfahren Sie mehr darüber.

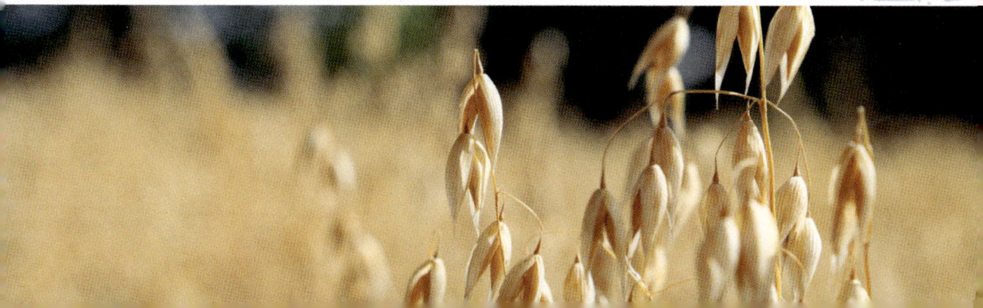

Ghrelin

Das Hormon Ghrelin ist wie die ähnlich heißenden Filmfiguren ein kleines Monster. Es ist dafür verantwortlich, wenn einen der Heißhunger überfällt. Das Hormon wird in der Magenschleimhaut produziert und über den Blutstrom an das Gehirn geleitet. Sind die Ghrelinwerte im Blut hoch, dann wird die Fettverbrennung reduziert, der Magen weiß nicht, wann es genug ist, und wir können uns dadurch leicht überfressen.

Schlechter Schlaf erhöht den Ghrelinspiegel ebenso wie Bewegungsmangel. Beides begünstigt daher unkontrolliertes Essen und verhindert eine gewünschte Gewichtsreduktion. Um dieses Hormon in Zaum zu halten, sollten Sie also für einen besseren Schlaf sorgen und mehr Bewegung in Ihren Alltag integrieren.

Das Beta-Glucan im Hafer bewirkt im Körper die Freisetzung des Peptids YY, das unser Sättigungsgefühl verstärkt, und schützt uns vor Heißhungerattacken.

Leptin

Man kann Leptin als Gegenspieler zu Ghrelin sehen. Es wird in den Fettzellen produziert und signalisiert dem Gehirn, dass man satt ist. Doch dieses Schlank-mach-Hormon ist leider etwas tricky. Je mehr Fettzellen vorhanden sind, desto mehr Leptin wird auch produziert, und der Körper bildet eine Resistenz. Somit stellt sich kein Sättigungsgefühl mehr ein.

Ein weiteres Problem ist, dass wir innerlich immer noch wie der Steinzeitmensch ticken, der immer wieder auch karge Zeiten überstehen musste. Unsere Zellen wissen nicht, dass die vermeintliche Hungersnot eine selbst verordnete Abnehmkur ist. Um den Körper vor dem Verhungern zu schützen, sinkt der Leptinspiegel bei einer Diät, und im Gegenschluss steigt der Appetit. Das macht es schwieriger, abzunehmen, oder führt sogar dazu, dass wir trotz Kur das Gewicht erhöhen. Es ist absolut frustrierend, wenn man sich an die Vorgaben einer Diät hält, doch der Zeiger der Waage festbetoniert zu sein scheint. Deshalb ist es sinnvoll, nicht über Wochen oder Monate eine Hungerkur durchzuziehen, sondern dem Körper immer wieder das Gefühl zu geben, dass alles gut ist. Bauen Sie lieber Entlastungstage wie die Haferkur ein. So weiß der Körper, dass er genug zu essen bekommt, und der Stoffwechsel schaltet nicht in ein Notszenario.

Adiponektin

Auch dieses Hormon wird in den Fettzellen produziert. Sein Job ist, die Verdauung von Zucker und Fett zu kontrollieren. Adiponektin sensibilisiert die Bereiche, die auf Insulin reagieren. Wenn wir etwas Kohlenhydrathaltiges essen, steigt der Insulinspiegel im Blut. In einer Kettenreaktion setzen die Fettzellen Adiponektin frei. Haben wir jedoch einen dauerhaft hohen Insulinspiegel, dann klaffen Insulin und Adiponektin wie eine Schere auseinander, es wird weniger Adiponektin ausgeschüttet. Auch, wer zu viele Kilos auf die Waage bringt, hat für gewöhnlich einen niedrigeren Adiponektinspiegel. Dadurch wird es umso schwieriger, das Gewicht zu reduzieren. Kommen zu dem geringen

Adiponektin noch familiäre Vorbelastungen dazu, dann können sich bereits Gefäßschädigungen entwickeln, bevor Diabetes Typ 2 festgestellt wird. Daher ist es wichtig, es gar nicht erst so weit kommen zu lassen und aktiv das persönliche Wohlfühlgewicht herzustellen.

Die Haferkur erhöht den Adiponektinspiegel und damit die Sensibilität der Rezeptoren für Insulin, was hilft, den Blutzuckerspiegel zu normalisieren.* Das im Hafer enthaltene Beta-Glucan hat dieselbe Wirkung. Alpha-Liponsäure, die in Innereien, Spinat, Brokkoli und Kartoffeln enthalten ist, aber auch als Nahrungsergänzungsmittel angeboten wird, wirkt sich ebenfalls günstig auf die Adiponektinproduktion aus, was dann wiederum den Stoffwechsel ankurbelt.

Dopamin, Noradrenalin und Adrenalin

Diese drei Hormone werden produziert, wenn wir Stress haben. Dabei ist es egal, ob wir gerade etwas Spannendes unternehmen oder einfach unter Druck stehen. Unser Körper bereitet sich darauf vor, die Leistung zu steigern. Dopamin, Noradrenalin und Adrenalin helfen, Fett zu verbrennen, da es unsere Energiereserven darstellt. Wer also Gewicht verlieren möchte, kann diese Hormone, sogenannte Katecholamine, zu seinen Verbündeten machen. Zur Synthese dieser Stoffe werden Tyrosin und Magnesium benötigt, die beide im Hafer zu finden sind.

Was passiert, wenn Adrenalin ausgeschüttet wird? Zucker aus dem Gewebe werden der Muskulatur zur Verfügung gestellt, um

---

* Lammert, A., Kratzsch, J., Kusterer, K. und Hammes, H.: Kohlenhydrattage als einfache und effektive Therapie der Insulinresistenz. In: Diabetologie und Stoffwechsel 1, 2006. S. 1.

der körperlichen Extrabelastung gewachsen zu sein. Denken Sie an den Steinzeitmenschen in Todesangst, der kämpfen oder fliehen musste. Wer nun jedoch mit dem PC kämpft, ruft die zur Verfügung gestellte Energie nicht ab. Sie muss woanders wieder eingelagert werden. Die schlechte Nachricht: Es braucht Bewegung, um den Stress ohne Gewichtszunahme abzubauen.

Die gute Nachricht für Bewegungsmuffel: Sie können Ihr Sportpensum auf ein effektives Minimum von 2-mal in der Woche 7 Minuten halten. Das soll Sie aber nicht davon abhalten, zu überlegen, ob Sie sich vorstellen können, nur 23,5 Stunden am Tag zu sitzen oder zu liegen und 30 Minuten spazieren zu gehen, mit dem Fahrrad zu fahren oder zu schwimmen.
Was verbirgt sich hinter dem 7-Minuten-Zaubertraining? Es ist ein anstrengendes Intervalltraining, bei dem die im Blut und in den Muskeln frei schwimmenden Zucker in den ersten 2–3 Minuten verbrannt werden. Danach schaltet der Körper auf die Katecholamine Adrenalin und Noradrenalin um und geht zur Fettverbrennung über. Diese hält sogar noch weitere 2–3 Tage an. Die Übungen stimulieren nacheinander verschiedene Muskelgruppen, unterbrochen von Erholungsphasen, um wieder Luft zu schöpfen. Dieses Intervalltraining kann sowohl drinnen als auch draußen ohne andere Hilfsmittel als dem eigenen Körpergewicht durchgeführt werden. Das spart Zeit und Geld. Am Anfang gilt es, den inneren Schweinehund zu überwinden. Doch mit den eigenen Erfolgen steigt die Motivation, und Sie werden

merken, wie sich Ihre Beweglichkeit steigert.* Es geht dabei nicht um Leistungssport, sondern darum, den Körper in die Bewegung zu bringen und die Körperchemie für Sie statt gegen Sie arbeiten zu lassen.**

Cortisol

Im Hormonsystem ist nicht nur entscheidend, wie verschiedene Körperstoffe agieren, sondern auch, wann. Zu unterschiedlichen Zeiten wirken sie einmal günstiger und einmal ungünstiger. Unter dem Aspekt Ernährung betrifft das vor allem Cortisol und Insulin. Gewöhnlich ist der Cortisolwert am Morgen vor dem Aufstehen am höchsten. Das Stresshormon will uns mit einem Energiekick auf den Tag vorbereiten. Über den Tag hinweg baut sich das Cortisol dann ab, ist in der Schlafphase niedrig und erhöht sich wieder am nächsten Morgen. So sollte es zumindest sein, wenn die Nebennierenrinde nicht durch dauerhaften Stress und hohen Koffeinkonsum erschöpft ist. Hafer gibt dem Körper viel Magnesium, das hilft, den Cortisolspiegel zu regulieren.

Das übliche europäische Frühstück mit vielen Kohlenhydraten und Zucker peitscht den Insulinspiegel in die Höhe. Jetzt behindern sich Insulin und Cortisol gegenseitig. Der im Essen enthaltene Zucker kann nicht gut verarbeitet und Fett nicht gut verbrannt werden. Die Folgen sind Gewichtszunahme und möglicherweise eine Entwicklung hin zu Diabetes. Wer in den

---

* Online finden Sie viele Anleitungen dazu. Als Anregung empfehle ich dieses Video: www.youtube.com/watch?v=vMoqGyLzNVY. (Stand: 30.11.2022)

** Auch beim Sport können die ätherischen Öle uns unterstützen. Tipps dazu finden Sie auf Seite 130.

frühen Morgenstunden frühstückt, sollte eher etwas Herzhaftes ohne viele Kohlenhydrate zu sich nehmen. In asiatischen Ländern ist dies üblich. Der Vorteil eines warmen Frühstücks liegt darin, dass unter ayurvedischen Gesichtspunkten das Verdauungsfeuer angeregt wird. Mit einem warmen Tee, einem warmen Brei oder einer Suppe kann die Glut vom Vortag neu entfacht werden. Ist das Verdauungsfeuer aktiv, kann mittags nach Belieben gegessen werden, da alles gut verdaut wird. Nach 16 Uhr wird die Produktion von verschiedenen Enzymen, die Rohkost und Obst verdauen können, eingestellt, und das Verdauungsfeuer nimmt langsam ab. Ein Tee oder eine Suppe können es noch einmal stärken.
Eine andere Möglichkeit, das Hormonsystem auszugleichen, ist das intermittierende Fasten. Ich habe mir angewöhnt, erst zwischen 11 und 12 Uhr zu essen und meinem Verdauungssystem einen täglichen Kurzurlaub zu gönnen. Bei dieser Fastenmethode isst man 16 Stunden nichts und in den verbleibenden 8 Stunden 2 Mahlzeiten. Durch die längere Pause kann der Zucker im Blut abgebaut werden.

Dachte man früher, dass das Gehirn die Hauptschaltzentrale im Körper ist, so weiß man heute, dass das Bauchhirn eine ebenfalls wesentliche Wirkung auf uns hat. Das Verdauungssystem beeinflusst das Immun-, Lymph-, Knochen-, Herz-Kreislauf-, Atem- und Hormonsystem, die Psyche, den Schlaf und die Emotionen. Wie es ihm geht, hängt vom sogenannten Mikrobiom ab. So nennt man die Gesamtzahl von Bakterien, Pilzen, Viren und Parasiten, die auf und in unserem Körper mit uns zusammenleben, vor allem im Darm. Wünschenswert ist ein

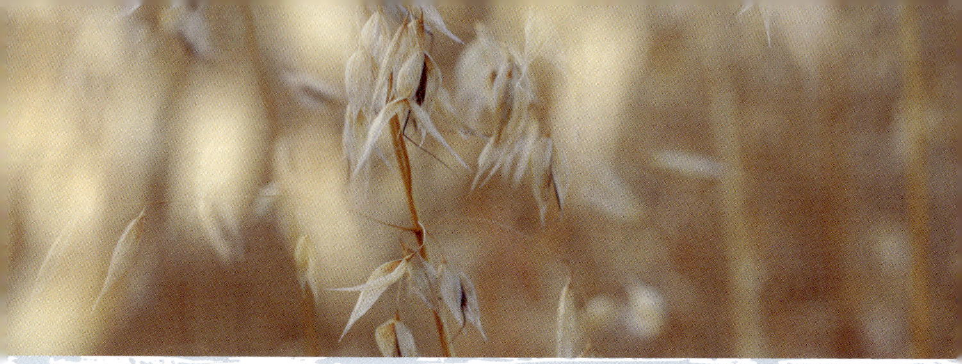

Zustand, in dem die uns freundlich gesinnten Mikroorganismen in der Überzahl sind und die anderen Kleinstlebewesen in Schach halten.

Mit unserer Ernährung nehmen wir großen Einfluss auf das Mikrobiom. Sie sollte die guten Bakterien in ihrer Vermehrungsfreudigkeit unterstützen und ihnen das richtige Futter zur Verfügung stellen. Fermentierte Lebensmittel und inulinhaltige Gemüse sind ein Festmahl für sie.

Andererseits reagieren sie sehr sensibel auf Giftstoffe. Nicht nur Weizen wird vor der Ente mit Unkrautvernichtungsmitteln wie dem umstrittenen Glyphosat gespritzt, sondern auch Hülsenfrüchte wie Linsen. In uns wirkt es wie ein Antibiotikum und vernichtet die guten Darmbakterien. Jedes konventionelle Brötchen verändert das Mikrobiom, und die störenden Bakterien gewinnen die Oberhand. Auf die Dauer können so unterschwellige Entzündungen im Darm entstehen, die das Cortisol aktivieren. Ein Grund für einen Erschöpfungszustand kann sein, dass der Körper langfristig versucht, eine solche missliche Lage selbst auszugleichen. Daher ist es erforderlich, sehr bewusst einzukaufen und zu essen.

Die Zusammensetzung des Mikrobioms bestimmt auch mit, ob Sie eher schlank sind oder dazu neigen, zuzunehmen. Schauen

wir uns zwei Bakterienstämme an: Bacteroidetes und Firmicutes. Die Bacteroidetes sind eher faul und großzügig bei der Verdauung der Nahrung. Sie arbeiten nicht allzu penibel. Die Firmicutes hingegen sind emsig und meinen, die nächste Hungersnot drohe. Sie können sogar schlecht verdaulichen Kohlenhydraten noch etwas abgewinnen und verwerten jedes noch so kleine Fitzelchen. Sind die Firmicutes in der Überzahl, dann legt man durch deren gründliche Arbeit leichter Gewicht zu.
Ist die Darmschleimhaut über längere Zeit entzündet, kann es zu einem sogenannten »Leaky Gut«, einem »leckenden Darm« kommen. Die Schutzschicht wird durchlässig, und Nahrungsbestandteile gelangen ins Körperinnere. Die Folge sind Entzündungen, ein erhöhter Cortisolspiegel und Nahrungsmittelunverträglichkeiten oder Allergien. Dieses Problem bleibt häufig lange unerkannt. Die Schleimstoffe im Hafer legen einen schützenden Film über Magen- und Darmschleimhaut, sodass das Risiko von Gastritis und »Leaky Gut« gesenkt wird.

Geschlechtshormone

Wir wissen bereits, dass die vielen Gifte im Essen und in unserem Haushalt die Sexualhormone aus ihrem Gleichgewicht bringen können. Auch Stress ist ein Liebeskiller, da im Kampf-oder-Flucht-Modus Fortpflanzung nicht an oberster Stelle der Prioritätenliste steht.
Vordergründig bestimmen Testosteron, Östrogene und Progesteron die Lust an der Lust. Aber auch die Stresshormone Dopamin und Noradrenalin haben einen Einfluss auf die Libido. Die Schmetterlinge im Bauch, wenn man frisch verliebt ist, sind auf sie zurückzuführen. Dopamin wird als Belohnungshormon

ausgeschüttet, was uns ein bisschen »high« macht. Es aktiviert das gleiche Gehirnzentrum, das auf Zucker, Alkohol und Drogen anspricht, das Suchtzentrum. Serotonin ist unser Wohlfühlhormon und ergänzt die Sinfonie. Das im Hafer enthaltene L-Tryptophan ist eine Vorstufe davon. Wenn wir uns in der Beziehung sicher und geborgen fühlen, dann wird Oxytocin ausgeschüttet, das Kuschelhormon.

Viele Menschen haben heutzutage ein hohes Cholesterin. Die Schulmedizin verschreibt dann Statine. Nun ist Cholesterin aber eine Vorstufe der Sexualhormone. Vereinfacht dargestellt, wird aus Cholesterin Testosteron gebaut und daraus wiederum Östrogene. Wird der Spiegel mit Medikamenten gesenkt, dann reduziert sich automatisch auch das Potenzial, die Sexualhormone zu bilden. Eine Einbuße an Lebensfreude und Lebensqualität geht damit einher.
In den meisten Fällen ist ein hohes Cholesterin stressbedingt oder auf eine ungünstige Ernährungsweise zurückzuführen. Eine Behandlung sollte also an diesen Stellschrauben ansetzen, um die Lust zu bewahren.

Testosteron brauchen Männer wie Frauen, um ihre Pläne in die Umsetzung zu bringen. Eine gewisse Aggressivität ist nötig, wenn man aktiv sein Leben gestalten möchte. Wenn Sie Ihr Testosteron ein bisschen unterstützen möchten, können Sie ätherisches Zimtöl verwenden. Ein Wirkstoff darin hemmt die Enzyme, die für die Östrogenbildung verantwortlich sind.
Je älter wir werden, desto weniger Sexualhormone produziert der Körper. Bei Frauen sinkt ab dem 35. Lebensjahr der Spiegel

von Progesteron, und sie kommen in eine östrogendominante Phase. Bekannte Beschwerden, die sich dann einstellen können, sind Gewichtszunahme, Hitzewallungen und Schlafstörungen. Progesteron unterstützt einen guten Schlaf, da es im Gehirn die GABA-Rezeptoren aktiviert. Diese Rezeptoren reagieren auch auf Baldrian, Valium oder Lavendel. Haben wir eine hohe Schlafqualität, dann können wir viel besser Gewicht im Schlaf verlieren. Eine gute Zeit, ins Bett zu gehen, ist vor 22 Uhr, denn von 22 bis 2 Uhr laufen viele Reparaturen auf Zellebene ab.
Hafer enthält sowohl pflanzliche Östrogene als auch Androgene, die den Testosteronspiegel erhöhen, sowie Progesteron. Daher ist er vorzüglich geeignet, die Sexualhormone wieder in Balance zu bringen. Wenn Sie Ihren Progesteronspiegel zusätzlich erhöhen möchten, können Sie Yamswurzel als Rohkost verzehren oder in einen herzhaften Haferbrei integrieren. Ihre Wirkstoffe regen den Körper dazu an, selbst Progesteron herzustellen.

Die Darstellung des Hormonsystems war nun ein ziemlicher Brocken. Ich hoffe, Sie hatten ein paar Aha-Erlebnisse. Denn wenn wir verstehen, warum der Körper in die eine oder andere Richtung reagiert, können wir uns viel leichter darauf einstellen und sind nicht so leicht frustriert. Die ersten Schritte sind die Erkenntnis und das Verstehen. Dann kann die bewusste Handlung mit einer selbst gewählten Neuausrichtung folgen. Die Haferkur ist dabei ein wertvoller Baustein.

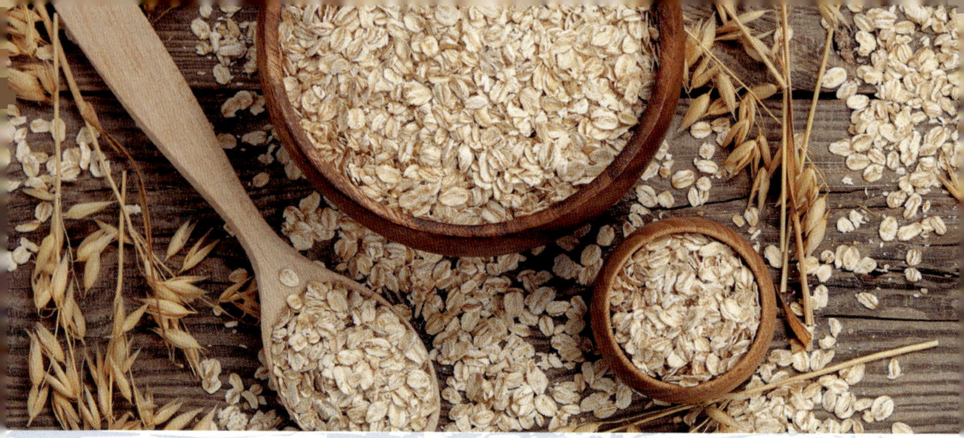

Aus Essen wird Energie: der Stoffwechsel

Was passiert eigentlich im Körper, wenn wir etwas essen? Mittels des Verdauungssystems, das bereits beim Anblick des Essens beginnt, die passenden Verdauungssäfte bereitzustellen, wandelt der Mensch die Nahrung in Energie um. Im Bauch finden physikalische und chemische Vorgänge statt, die die Bestandteile des Gerichts in für den Körper verwertbare Moleküle verwandeln. Man nennt diesen Vorgang auch Stoffwechsel. Die Nahrung wird in ihre Bausteine zerlegt und umgewandelt, und die Reste werden ausgeschieden. So sollte es zumindest ablaufen.

Viele beschäftigen sich erst mit ihrer Ernährung, wenn der Stoffwechsel aus dem Ruder gelaufen ist, das Gewicht deutlich über dem Idealwert liegt oder die Verdauung Kapriolen schlägt. Sich dann Hilfe zu suchen, fällt oft schwer, denn diese Themen sind in unserer Gesellschaft mit Scham behaftet. Übergewicht wird leider oft mit mangelnder Selbstdisziplin oder übertriebenem Hedonismus gleichgesetzt. Falls es Ihnen so geht, lassen Sie sich gesagt sein: Es ist nicht Ihre Schuld! Und Sie haben es in der Hand, die Richtung wieder zu ändern.

Vielleicht haben Sie stressige Zeiten hinter sich und festgestellt, dass Jahr um Jahr ein paar Kilo mehr auf die Waage gekommen sind. Über 20 Jahre macht das halt etwas aus.
Vielleicht arbeiten Sie im Schichtdienst, fordern Ihrem Körper viel ab und bringen ihn immer wieder aus dem Rhythmus. Das führt zu zu wenig erholsamem Schlaf.
Vielleicht haben Sie sich kasteit und Ihren Stoffwechsel so ausgehungert, dass Sie schon beim bloßen Anblick von Leckereien zunehmen.
Vielleicht haben Sie so manche Diät hinter sich und auch jedes Mal abgenommen, doch sobald Sie wieder in alte Gewohnheiten zurückgekehrt sind, war das Gewicht schneller wieder da, als Sie gucken konnten.
Den berühmten Jo-Jo-Effekt kennt sicher jeder. Hinzu kommt der Memory-Effekt, denn der Körper hat sich gemerkt, was sein Höchstgewicht war, und um ja nicht zu verhungern, wird das wieder angepeilt, sobald wir erneut »normal« essen. In den USA gibt es einen Fernsehwettkampf, in dem derjenige gewinnt, der am meisten Gewicht verloren hat. Fast alle Sieger sind nach der Show wieder bei ihrem Ausgangsgewicht gelandet, da die krasse Umstellung nicht in den Alltag integriert werden konnte.

Unser moderner Lebensstil hat uns fest im Griff. Um es deutlich zu sagen: Es ist ein irrer Stress, dem wir uns aussetzen! Die Jagd nach dem Geld, um Miete, Strom, Gas oder Heizöl, Lebensmittel und das Auto zu bezahlen, bringt die Menschen immer mehr in einen Dauerausnahmezustand. Ein Job reicht in vielen Familien schon lange nicht mehr aus. In der westlichen Welt sind viele Familien einem ständigen wirtschaftlichen Überlebenskampf ausgesetzt. Daher ist auch der Cortisolspiegel dauerhaft erhöht mit den bekannten Konsequenzen. Verlockend sind dann Nahrungsmittel, die dank der industriellen Verarbeitung sehr günstig verkauft werden. Sie schonen den strapazierten Geldbeutel, doch der Preis ist unsere Gesundheit. Wie soll ein Burger für 1 Euro sinnvolles Essen sein? Es geht nicht! Das funktioniert nur, wenn die Tiere unter prekären Bedingungen gehalten werden, Pflanzen massiv mit Herbiziden und Pestiziden behandelt werden und alle Menschen, die in irgendeiner Form am Herstellungsprozess beteiligt sind, ausgebeutet werden. Nur mit künstlichen Aromen, Fetten und viel Zucker bekommen die Hersteller Geschmack an diese Produkte. Auch auf einer energetischen Ebene verletzen wir uns damit selbst, denn das Leid und den Stress nehmen wir mit dem Essen auf. Nach einer solchen Mahlzeit fühlen wir uns nicht angenehm gesättigt, sondern verlangen nach mehr, weil die Zellen immer noch hungern.

Wurden Sie so erzogen, dass zu einer bestimmten Zeit das Essen auf dem Tisch zu stehen hat? Spüren Sie in sich hinein, ob Sie wirklich Hunger haben oder nur aus Gewohnheit essen. Ein älterer Herr, der nach dem 2. Weltkrieg in Gefangenschaft war, sagte einmal zu mir, dass die Menschen heute Appetit und Hunger nicht mehr unterscheiden können. Er hatte in seiner Jugend echten Hunger erlebt. Ist es nicht so, dass wir beim kleinsten

Hüngerchen schon wieder etwas hinterherschieben? Versuchen Sie einmal, die nächste Mahlzeit noch etwas hinauszuzögern, auch wenn der Magen knurrt. Vielleicht reicht es auch, Wasser zu trinken. Oft verwechseln wir Hunger und Durst und nehmen etwas Essbares zu uns, wenn der Körper nach Flüssigkeit verlangt. Es geht um Bewusstsein: Nehmen Sie wieder wahr, was Sie wirklich brauchen.
In unserer Gesellschaft wird auch Wertschätzung über ein besonders schönes Essen gezeigt. Es gibt Familienessen zu feierlichen Anlässen, an Festtagen, Firmenessen, und im Urlaub gönnt man sich die landestypische Kulinarik. Man belohnt sich mit einem Eis oder Schokolade, wenn man das kleine Highlight im Alltag braucht. Für viele Singles sind Süßigkeiten auch ab und zu ein Ersatz für Zärtlichkeit.

Es geht darum, selbst in der Küche sein Essen zuzubereiten. Dann entsteht wieder eine Verbindung zu unserem Essen und Wertschätzung dafür. Das ist mir noch einmal besonders bewusst geworden, als ein Gast aus Uganda bei uns war. Er bemerkte: »Ihr im Westen denkt als Letztes an das, was ihr heute essen werdet, es ist eher eine Nebensache. Die Freizeitaktivitäten sind wichtiger als sich Gedanken darüber zu machen, was ihr auf den Tisch bringt. Bei uns in Uganda ist es jeden Tag der erste Gedanke, den wir haben: Was wird heute gekocht?« Er segnete auch jede Mahlzeit vor dem Essen. In Uganda kommt es, ähnlich wie in anderen sogenannten Entwicklungsländern, vor, dass Menschen auf der Straße verhungern. Es ist dramatisch, dass der westliche Lebensstil in diesen Ländern als erstrebenswertes Ziel angesehen wird. So stellen sich auch dort die gleichen Zivilisationserkrankungen ein.

Wir müssen die Bauern, die handwerklich hochqualitative Produkte herstellen, wieder würdigen und lieber direkt bei ihnen einkaufen. Wir brauchen keine großen Konzerne, die uns nur Füllstoffe liefern, die sie geschickt vermarkten.
Es wäre sinnvoll, wenn Kinder ermutigt würden, so früh wie möglich bei der Essenszubereitung zu helfen. Ja, es braucht Zeit und gute Nerven, ein 3-jähriges Kind einen Apfel oder eine Gurke in Stücke schneiden zu lassen. Wenn wir uns als Eltern diese Zeit jedoch nicht nehmen, dann wird es 20 Jahre später seine Folgen haben. Wenn unsere Kinder keinen Bezug zum Essen haben, entwickeln sie auch kein Bewusstsein dafür, was ihnen guttut oder eben nicht. Auch in der Schule sollte Kochen wieder für jeden ein Pflichtfach werden.

Noch eine Bewusstseinsstufe weiter kommen wir, wenn wir selbst etwas anbauen und zumindest etwas aus dem Garten oder vom Balkon in der eigenen Küche verarbeiten. Wer sich selbst dem Prozess des Anbaus stellt, weiß, wie knackig der eigene Salat, wie aromatisch die eigenen Tomaten schmecken, und der würdigt das Essen viel mehr. Es braucht auch viel weniger davon, denn unser Essen nährt uns nicht nur stofflich, sondern auch energetisch. Wir nehmen sein Licht auf. Darauf hat der Biophysiker Fritz-Albert Popp aufmerksam gemacht.
Wir tragen selbst Licht in unseren Zellen und reagieren daher auch sensitiv auf das Licht in der Nahrung. Wer Fleisch isst, wird spüren, dass sich das bei Tieren aus Massentierhaltung anders anfühlt als bei Tieren, die im Freien gehalten wurden, Gras fressen und das Sonnenlicht aufnehmen konnten. Ebenso ist eine Tomate, die auf einer Nährlösung wächst, anders als eine

Tomate, die in guter Erde und bei liebevoller Pflege gewachsen ist.*

Wenn Sie etwas essen, möchten Sie dadurch einen Energiegewinn erzielen. Ihre Nahrung soll Ihnen die Power geben, Ihre Visionen in die Umsetzung zu bringen. Doch wenn Sie unharmonische Lebensmittel aufnehmen, muss Ihr Körper noch Energie investieren, um damit etwas anfangen zu können. Sie liegen anschließend nur schlapp auf dem Sofa, statt vor Energie zu strotzen.

Wir brauchen mehr Happy Food, Essen, das uns glücklich macht. Wir brauchen mehr ökologische Lebensmittel. Ich verstehe nicht, dass Bio-Anbau extra gekennzeichnet werden muss und industrielle Herstellung die Norm ist. Es sollte eher andersherum sein.

Speziell in den letzten Jahrzehnten hat die Nahrungsmittelindustrie uns weisgemacht, dass wir immer ausgefallenere Dinge auf den Tisch bringen müssen, statt das zu verarbeiten, was vor der eigenen Haustür wächst. Der hohe Stresslevel tut sein Übriges, und so entgleisen viele Stoffwechsel.

Es scheint bequemer zu sein, Pillen zu schlucken und nichts an den Gewohnheiten zu verändern. Doch dies geht auf die Dauer zulasten des Geldbeutels und der Lebensqualität.

Menschen aus Regionen, in denen es auffallend viele vitale über 100-jährige Bewohner gibt, leben relativ einfach. Und das umfasst auch das Essen. Die Menschen auf der japanischen Insel Okinawa

---

* Hierzu empfehle ich das Buch »Die unsichtbare Kraft in Lebensmitteln. Bio und Nichtbio im Vergleich« von A. W. Dänzer.

ernähren sich hauptsächlich von Gemüse und Fisch, aber kaum von Fleisch und Zucker, die Bewohner des pakistanischen Hunzatals vor allem von Gemüse, unverarbeitetem Getreide und den dort wachsenden Aprikosen.
Die Überforderung des Verdauungssystems in unserem »zivilisierten« Leben kostet viel Energie. Regelmäßige Hafertage helfen, die innere Balance wiederherzustellen. Sie sind der kleine Urlaub für das Verdauungssystem.

Wer Gewicht verlieren möchte, hört vielleicht in seinem Umfeld: »Du brauchst doch nur weniger zu essen und etwas mehr Sport zu machen.« Das reicht aber eben nicht, wenn wir unseren Stoffwechsel an die Wand gefahren haben, weil wir uns förmlich ausgehungert haben und jeder Bissen vom Körper für schlechte Zeiten gebunkert wird.

Machen Sie Ihre Bestandsanalyse:
Notieren Sie an 3 ganz normalen Tagen, was Sie essen. Schreiben Sie auch die Getränke auf.
Machen Sie das ohne Wertung. Es geht einfach darum, sich bewusst zu werden, was Sie üblicherweise zu sich nehmen.

Nach dem Aufschreiben kommt die Bewertung. Wie fällt Ihre Bilanz aus?
Fühlen Sie sich glücklich mit dem, was Sie zu sich genommen haben? Hat es Sie mit Energie erfüllt, oder haben Sie sich eher schlapp und müde gefühlt?
Wollen Sie eine Veränderung? Sind Sie bereit, etwas Neues auszuprobieren?

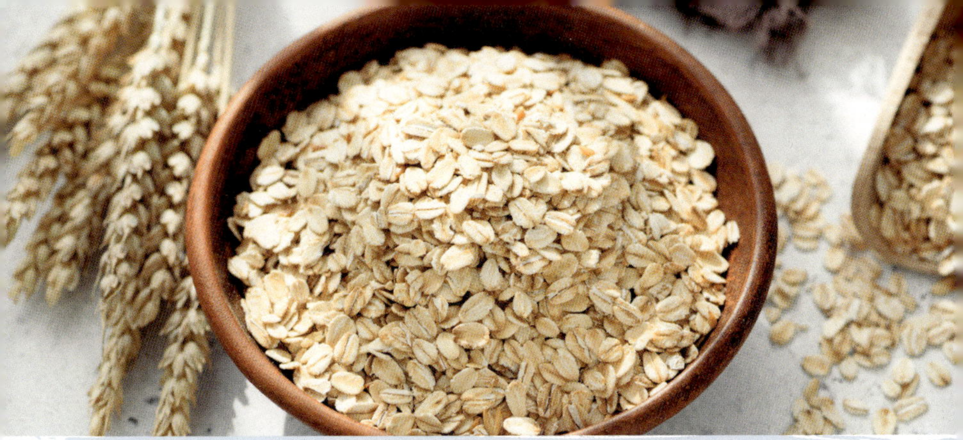

Die Haferkur

Die Haferkur sind Tage der Erholung für den Darm und der Regeneration für das Drüsensystem. Gleichzeitig stellt sie eine Wahrnehmungsschulung dar, denn unsere Geschmacksnerven sind oftmals überreizt. Dank der geschmacklichen Reduzierung dürfen sie sich neu austarieren. Da Sie wenig Aufwand mit dem Einkauf und der Zubereitung der Speisen haben, öffnen sich zudem zeitliche Freiräume. Vielleicht möchten Sie sie dafür nutzen, sich Gedanken über sich und Ihr Leben zu machen.

Die Entdeckung der Haferkur

Zurückzuführen ist die Haferkur auf Karl von Noorden (1858–1944), der als Arzt für innere Medizin und Diabetologe tätig war. Bereits im Studium faszinierten ihn die Stoffwechselerkrankungen, und er spezialisierte sich darauf.

In seiner Praxis verfeinerte er sein Wissen über Magen-Darm-Störungen und schrieb 1893 sein erstes Werk »Lehrbuch der Pathologie des Stoffwechsels für Ärzte und Studierende«. Seine Expertise wurde bis nach Amerika bekannt. 2 Jahre später schrieb er für ein amerikanisches Journal einen Beitrag über Diabetes, der seine internationale Bekanntheit förderte.
Im selben Jahr veröffentlichte er sein Buch »Die Zuckerkrankheit und ihre Behandlung«. Diese Fachliteratur prägte mindestens 30 Jahre lang die Medizinwelt.

1895 scheint ein sehr tüchtiges Jahr für Karl von Noorden gewesen zu sein, denn zusätzlich eröffnete er in Frankfurt am Main die »Privatklinik für Zuckerkranke und diätetische Kuren«, heute als »Krankenhaus Sachsenhausen« bekannt. Diese Klinik war eine Innovation, war sie doch die erste Fachklinik in Europa für die Behandlung von Diabetes.
Da Karl von Noorden seinen Lebensmittelpunkt später nach Wien verlagerte, entstand dort eine weitere Fachklinik für Diabetes. Zeit seines Lebens setzte er sich dafür ein, dass das Berufsbild des Diätassistenten entstand und seine Erkenntnisse über Diabetes Teil der Ärzteausbildung wurden.

Kernstück seiner Behandlung von Diabetes war die Haferkur. Seine Patienten erhielten an 4 Tagen pro Woche ausschließlich Haferbrei. Diese Kost fördert langfristig eine Regulation der Bauchspeicheldrüse und des gesamten Hormonhaushalts. Bis zur Entdeckung des Insulins waren die Hafertage auch in der Schulmedizin die übliche Therapieform.

Durchführung der Haferkur

Das Herzstück der Haferkur sind 3 Mahlzeiten am Tag, die jeweils ausschließlich aus Haferbrei bestehen. Darüber hinaus wird nichts gegessen. Es ist aber wichtig, mindestens 2 Liter Wasser oder Kräutertee über den Tag verteilt zu trinken. Zwischen den Mahlzeiten sollten jeweils mindestens 4 Stunden liegen. Die tägliche Kalorienzufuhr liegt zwischen 800 und 1000 kcal. Der Brei kann je nach eigenen Vorlieben warm oder kalt gegessen werden.

Grundrezept für den Haferbrei

75 g Haferflocken
300 ml Wasser oder fettfreie Gemüsebrühe

Die Haferflocken in der Flüssigkeit anrühren und alles kurz aufkochen. Den Brei mit geschlossenem Deckel 5 Minuten ausquellen lassen.

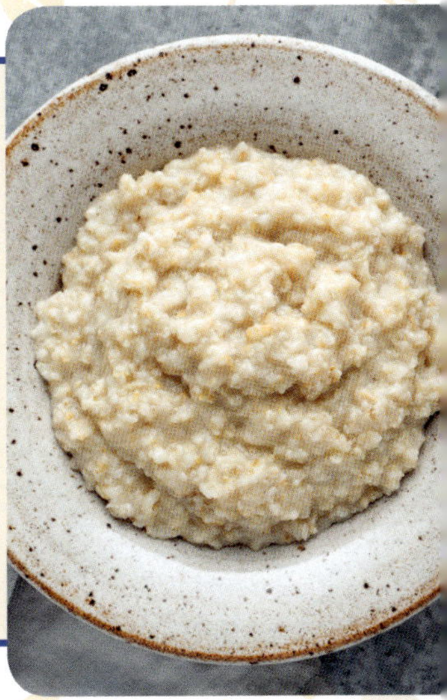

Es kommt keine Milch, kein Joghurt, kein Öl, keine Butter, kein Ei, kein Honig, kein Zucker, kein Salz, kein Kakao hinzu.
Damit der Haferbrei nicht zu langweilig schmeckt, ist es aber erlaubt, etwas zuckerarmes Obst oder Gemüse unterzumischen. Am Tag dürfen Sie 50 g Früchte oder 100 g Gemüse zu sich nehmen. Außerdem können Sie frische Kräuter und Gewürze verwenden und so etwas Abwechslung in die Mahlzeiten bringen. Meine Spezialität ist, ätherische Öle beizumischen, die förderlich für die Verdauungsorgane sind.* Für eine leicht nussige Note können Sie die Haferflocken vor der Breizubereitung ohne Fett in einer Pfanne rösten. Entscheiden Sie nach Ihren eigenen Vorlieben, ob Sie grobe oder feine Haferflocken verwenden oder Haferkleie untermischen.

---

* Hierzu mehr auf Seite 78.

Kurplan

Klassische Haferkur
3–4 Tage alle 1,5–2 Monate

Die klassische Haferkur, wie Karl von Noorden sie entwickelt hat, geht über 3–4 Tage. Dadurch wird die Bauchspeicheldrüse sozusagen resettet. Dieses Vorgehen empfiehlt sich vorrangig, wenn Sie bereits von Diabetes oder Adipositas betroffen sind.

Monatliche Haferkur
1–2 Tage jeden Monat

Möchten Sie Ihrem Stoffwechsel und Ihrem Hormonsystem etwas Gutes tun und sie regelmäßig entlasten, sollten Sie jeden Monat 2 Hafertage einlegen. Der zeitliche Abstand muss nicht immer exakt gleich sein, sodass Sie sie so legen können, wie sie sich leicht in Ihren Alltag integrieren lassen.

Wöchentlicher Hafertag
1 Tag jede Woche

Der positive Einfluss auf den Stoffwechsel bleibt über mehrere Wochen erhalten. Daher reicht eine monatliche Wiederholung eigentlich aus. Doch wenn Sie meinen, ein einzelner Kurtag ist leichter zu bewältigen, kann ein wöchentlicher Ausgleichstag für Sie sinnvoller sein. Er spart zudem regelmäßig Zeit und Geld.

Jeder hat andere Familien- und Lebensumstände, und daher lässt sich einmal dieses, einmal jenes Schema leichter umsetzen. Wenn Sie bereits eine manifeste Stoffwechselerkrankung haben und unter medizinischer Behandlung stehen, sprechen Sie die Kur mit Ihrer/-m Therapeuten/-in oder Ärztin/Arzt ab, und lassen Sie sich begleiten.

Den ganzen Tag nur Haferbrei zu essen, klingt beängstigend für Sie? In einer Welt, in der Rezepte oft ellenlange Zutatenlisten haben, ist diese Überschaubarkeit fast schon irritierend, und wir suchen automatisch nach Schlupflöchern. Doch es geht gerade um diese Einfachheit. Der Verzicht auf kulinarischen Firlefanz bringt die dringend benötigte Ruhe in das Hormonsystem und die Verdauung. Wir leben in einer Zeit der Reizüberflutung auf allen Ebenen, auch beim Essen.

Noch ein paar Tipps für die Hafertage:

- Richten Sie den Haferbrei in eher kleinen Schälchen an, nicht auf großen Tellern. Dadurch wirkt die Portion nicht so klein. Doch mit ziemlicher Sicherheit wird Ihnen die empfohlene Menge ausreichen und Ihnen ein gutes Sättigungsgefühl geben.
- Verwenden Sie ein schönes Schälchen, richten Sie sich den Haferbrei ansprechend an, und zelebrieren Sie Ihre Mahlzeit. Vielleicht möchten Sie sich auch eine Kerze anzünden oder frische Blumen auf den Tisch stellen.
- Inspiriert durch unseren Gast aus Uganda, habe ich mir angewöhnt, mein Essen zu segnen. Ich bitte geistig darum, dass

es Gutes in meinem Körper tun möge. Probieren Sie das doch auch einmal aus!

- Wenn es sich einrichten lässt, folgen Sie an den Hafertagen nicht Ihrem üblichen Alltag, sondern begehen Sie sie bewusst meditativ. Gönnen Sie sich viel Ruhe, vielleicht ein Wannenbad oder eine Ganzkörpermassage, machen Sie leichte Yogaübungen, und nutzen Sie die Zeit für die Selbstreflexion.

Beigaben

Um dem Ganzen mehr Farbe, Geschmack und Attraktivität zu geben, dürfen Sie den Haferbrei mit Obst oder Gemüse ergänzen. Ganz pur ist er sonst schon eine Herausforderung. Die Hafertage sollen aber Spaß machen. Dann halten Sie sie viel leichter durch. Bei der Auswahl der Früchte und Gemüse sollten Sie darauf achten, dass der Gehalt von Kohlenhydraten niedrig ist. Eher ungeeignet sind Banane, Weintraube und Süßkirsche, Mais und Erbse. Auch Trockenfrüchte sollten Sie nicht verwenden, weil sie viel mehr Zucker enthalten als frisches Obst.
Im Supermarkt steht jederzeit eine bunte Palette an verschiedenen Obst- und Gemüsesorten zur Verfügung. Ich empfehle allerdings, nach den Früchten Ausschau zu halten, die je nach Jahreszeit in Bioqualität verfügbar sind. Es braucht keine Erdbeeren im Winter, nur weil sie wenig Kalorien haben. In jeder Jahreszeit gibt es tolle lokale Lebensmittel, die dann auch am besten schmecken. Eine Alternative ist, auf das Tiefkühlangebot zurückzugreifen.

Beim Einkaufen ist meine grundsätzliche Einstellung: So frisch wie möglich, so biologisch wie möglich, so regional und saisonal wie möglich. Aus ökologischer Sicht sollte die Überlegung, wie viele Kilometer etwas zurücklegen musste, damit es bei mir auf dem Teller liegt, immer eine Rolle spielen. Wenn ich überwiegend so einkaufe, erlaube ich mir aber auch ab und zu ein paar Exoten.

Dabei greife ich nicht auf das Angebot im Supermarkt zurück, denn meist ist es eine geschmackliche Enttäuschung. Um weite Wege zurückzulegen und die Lagerung zu überleben, werden die Früchte oft zu früh geerntet und können nicht ihr volles Aroma entfalten. Es gibt mittlerweile einige Plattformen im Internet, bei denen man direkt beim Bauern bestellen kann. Dadurch wird dieser unterstützt, und die Früchte werden erntefrisch direkt an den Kunden verschickt. Wer sich mit anderen Interessenten zusammenschließt, kann auch noch die Versandkosten senken.

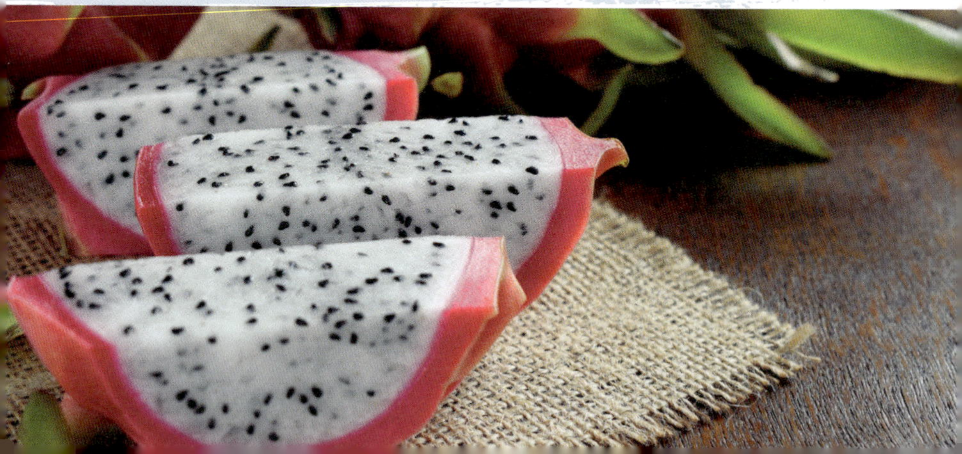

Geeignete Früchte

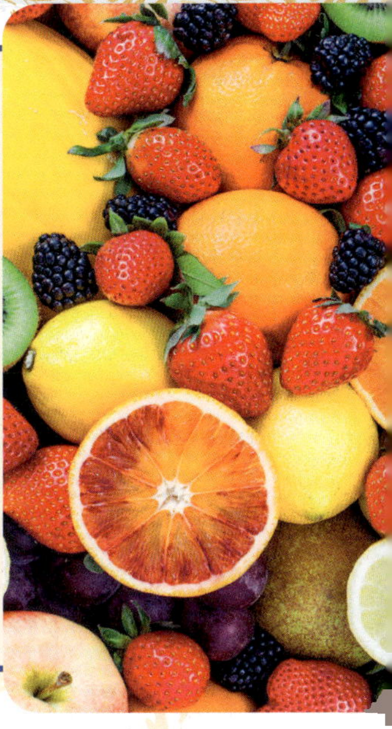

Sommer
Erdbeere, Brombeere, Johannisbeere, Stachelbeere, Heidelbeere, Kiwi, Papaya, Wassermelone, Aprikose

Winter
Zitrone, Orange, Bergamotte, Grapefruit, Mandarine

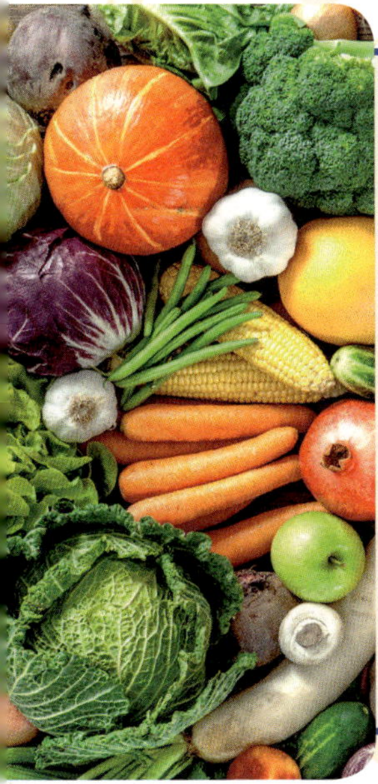

Geeignete Gemüse

Sommer
Brokkoli, Blumenkohl, Kohlrabi, Gurke, Tomate, Spargel, Zucchini, Aubergine, grüne Paprika, Rettich

Winter
Lauch, Sellerie, Spinat, Mangold, Weißkohl, Wirsing, Fenchel, Chinakohl, Chicorée

Auch fermentierte Gemüse, z. B. Tomaten oder Zucchini, bringen das ganze Jahr über eine geschmackliche Abwechslung und fördern zusätzlich die Darmflora durch ihre Fülle an Lactobazillen.
Zur Verfeinerung können Sie zusätzlich Kräuter wie Dill, Schnittlauch, Bärlauch, Petersilie, Rosmarin, Thymian oder Oregano und Gewürze wie Paprika, Pfeffer, Muskatnuss, Curry oder für fruchtig-süße Variationen Kardamom und Zimt verwenden. Haben Sie (noch) keine große Affinität zum Kochen, kann es eine gute Idee sein, sich eine bunte Auswahl von Gewürzmischungen zuzulegen und jeden Tag etwas anderes auszuprobieren, einmal italienisch, einmal indisch, einmal arabisch … Achten Sie aber darauf, dass die Mischungen kein Salz und keinen Zucker enthalten.
Wenn die Kräuter nicht frisch zur Verfügung stehen, können ihre positiven Eigenschaften durch die Zugabe von ätherischen Ölen, die für die innere Einnahme zugelassen sind, ersetzt werden. Das Würzen mit ätherischen Ölen ist meine Spezialität.* Einige ätherische Öle unterstützen besonders die Bauchspeicheldrüse. Da der Begriff »ätherisches Öl« nicht geschützt ist und sich dahinter auch komplett synthetisch hergestellte Duftöle verbergen können, ist es wichtig, auf die Qualität zu achten – vor allem, wenn die ätherischen Öle als Gewürz innerlich eingenommen werden. Ein ätherisches Öl ist ein Konzentrat, und je nach Pflanze kann 1 Tropfen schon zu dominant sein. Daher empfehle ich, einen hölzernen Zahnstocher in das ätherische Öl zu tunken und dann

---

* Zu diesem Kochstil habe ich auch ein Kochbuch herausgebracht: »Lifehacks für die Aromaküche«.

durch den Haferbrei zu ziehen. Vor allem bei Zimt und Kardamom sowie den Kräuterölen von Oregano, Thymian und Rosmarin empfehle ich diese Methode. Dill und Zitrusöle von Zitrone, Orange und Mandarine können Sie auch mit 1 Tropfen dosieren. Die genannten ätherischen Öle unterstützen den Verdauungsprozess und entlasten die Verdauungsorgane.

Während der Haferkur ist es besonders wichtig, ausreichend Wasser zu trinken. Wem das schwerfällt, kann auch hier auf die ätherischen Öle zurückgreifen. Das Wasser »rutscht« besser, wenn Sie auf 1 Liter 1 Tropfen Zitronen-, Orangen- oder Mandarinenöl geben. Wenn Sie Pfefferminze in Ihr Wasser mischen, bringen Sie Ihren Stoffwechsel in Schwung. Im Sommer ist das eine kühle Erfrischung. Laut einer Studie unterstützt der Duft von Pfefferminze die Kalorienverbrennung.* Nur durch das Riechen kann pro Monat 1 kg Fett dahinschmelzen. Außerdem zügelt der Geruch Gelüste nach gesättigten Fetten und Zucker.

Wenn die ätherischen Öle auf die Haut aufgetragen werden, dringen die Wirkstoffe über die Haut in die Blutbahn ein. Nach ca. 20 Minuten sind sie in jeder Zelle zu finden. Wird ein ätherisches Öl gerochen, ist der Effekt der Duftmoleküle innerhalb von Sekunden im Gehirn nachweisbar.

---

* Wheeling Jesuit University, 2007.

Karins Hafer-Tagebuch

Wenn Sie noch skeptisch sind, ermutigt Sie vielleicht mein Hafer-Tagebuch, in dem ich meine ersten Erfahrungen mit der Haferkur protokolliert habe.

Tag 1
Ich habe schon ein bisschen Bammel vor diesen Hafertagen, denn ich koche mit Freude und bereite die Speisen auch gern so zu, dass sie schmecken. Bin etwas skeptisch.
Okay, Challenge accepted!

Ich habe nicht vor, 3-mal täglich mit der Küchenwaage zu hantieren, das muss praktischer gehen. Daher wiege ich ab, wie viel Haferflocken auf 1 Esslöffel passen. Ungefähr 20 Gramm. Die 75 Gramm entsprechen also 3 vollen und einem nicht ganz so vollen Löffel. Im Topf röste ich einen Teil der Haferflocken erst einmal an. Röstaromen bringen einfach Geschmack. Sie entlocken den Haferflocken sogar ein leicht nussiges Aroma. 300 Milliliter Wasser aus dem Wasserkocher drauf und umrühren. Ich will den Haferbrei erst einmal ganz pur probieren. Nach dem Quellen beäuge ich ihn kritisch. Aus dem Topf ruft es nicht »Iss mich!«, so arg lecker sieht der Brei nicht aus. Der optische Eindruck wird vom Geschmack bestätigt. Ich komme zu dem Entschluss, dass er etwas getunt werden muss. Ich rühre 1 Tropfen Orangenöl ein und streue Zimtpulver über den Brei. Das macht das Ganze für mich genießbar. So ohne alles finde ich Haferbrei schon eine Zumutung. Ich mache einen Haken an die erste Erfahrung und gebe mir einen zweiten Versuch.

Im zweiten Anlauf brauche ich etwas Schmeichelndes für den Gaumen. Deshalb habe ich einen halben Apfel und eine Ingwerscheibe in kleine Stücke geschnitten und in etwas Wasser gedünstet. Mann nennt mich nicht umsonst »Aroma-Karin«, denn ich arbeite viel mit ätherischen Ölen. Auch das Apfelkompott peppe ich mit 1 Tropfen Zimtöl und 3 Tropfen Vanilleöl auf. Zimt ist gut für die Bauchspeicheldrüse, und Vanille fördert die Zufriedenheit. Sie ist eine Vorsichtsmaßnahme, damit ich keine Zuckerentzugserscheinungen bekomme.
In das ungesüßte Kompott gebe ich die Haferflocken, lasse alles einmal aufwallen und dann nachquellen.
Ich bin weiterhin skeptisch, ob mich das nun zufriedenstellen wird oder ich danach hungrig durchs Haus tigern werde. Zumindest mache ich mir den Essplatz mit ein paar frischen Blumen aus dem Garten schön. Für das Auge streue ich noch eine Prise Zimtpulver über den Haferbrei – und dann esse ich.
Hey, es geht. Es ist kein bombastisches Geschmacksfeuerwerk, doch es schmeckt auch nicht nach Tapetenkleister. Bewusst nehme ich jeden Löffel in den Mund und kaue gründlich. Es dauert erstaunlich lang, bis ich mein Schüsselchen leer habe.
Ich habe das Gefühl, ich schaffe das.

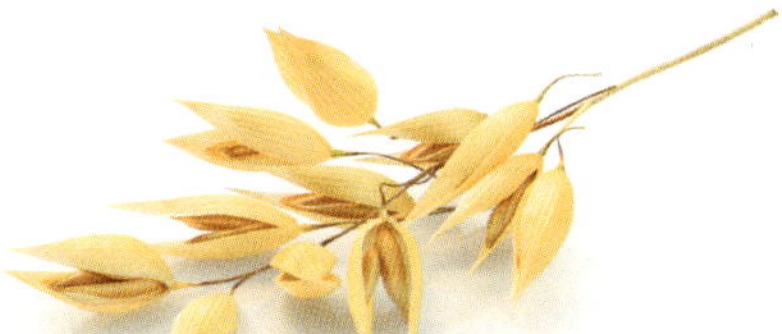

Um auf die 2 Liter Flüssigkeit am Tag zu kommen, habe ich den Tag schon mit »ayurvedischem Champagner« begonnen, 2 Tassen abgekochtem Wasser. Durch das Abkochen verändert sich die molekulare Struktur, und Schlackenstoffe können besser abtransportiert werden. Vor allem die Lebergänge werden damit gut durchgespült.
Über den Tag verteilt trinke ich Kräutertee und Wasser mit einem Tropfen ätherischem Öl. Ich mische gern Zitrone oder Pfefferminze hinein, dadurch rutscht das Wasser leichter.

Nun bin ich gespannt, wie lange die Sättigung anhält.
Heute ist ein schöner, sonniger Tag. Ich gönne mir 30 Minuten Pause auf der Sonnenliege. Dabei schiebe ich mein T-Shirt hoch, um die Sonnenstrahlen auch auf dem nackten Bauch zu spüren. Unsere guten Darmbakterien lieben Sonnenlicht. Ich sehe Comicbakterien vor mir, die ihren Liegestuhl in die erste Reihe schieben und einen Cocktail schlürfen. Für mich gibt's einen Schluck Kräutertee.

Nach 5 Stunden stellt sich wieder ein Hungergefühl ein. Bis hierhin bin ich gut durchgekommen und war nicht versucht, einen Snack einzunehmen.
Zum Abendessen bereite ich mir den Haferbrei herzhaft zu. Ich habe ein Stückchen Zucchini in kleine Würfel geschnitten und mit etwas Liebstöckel in Wasser gedünstet. Da ich auch Wildkräuter liebe und regelmäßig in meine Gerichte einbaue, habe ich noch eine Handvoll Brennnesselblätter klein geschnitten und kurz mitgegart. Jetzt rühre ich die Haferflocken unter. Für Geschmack und Optik gebe ich etwas roten Pfeffer und Chiliflocken über den Brei.

Ich merke, dass mir, obwohl ich sonst auch nur noch wenig salze, das Salz etwas fehlt. Doch ich kann den Brei gut essen und bin danach auch wieder gesättigt.

Ich fühle mich sogar so fit, dass ich noch eine Runde mit dem Fahrrad in Richtung Wald drehe.

Tag 2
Der Tag beginnt wieder mit 2 Tassen abgekochtem Wasser.

Die Zubereitung des Haferbreis geht heute schon viel leichter von der Hand. Gestern war ich sehr darauf bedacht, alles richtig zu machen. Heute bin ich lockerer.
Ich habe auch heute wieder 1 Tropfen Zimtöl untergerührt. Ich mariniere frische, heimische Erdbeeren mit dem Saft einer halben Zitrone und 1 Tropfen Zitronenöl und dekoriere meinen Brei damit.
Er schmeckt gut und macht satt. Ich empfinde den Brei heute aromatischer als gestern. Vielleicht regenerieren sich meine Geschmacksknospen schon.

Von meiner letzten Orangenkiste vom Erzeuger sind noch ein paar Orangen übrig, deshalb verarbeite ich eine davon zu einem Fruchtsalat. Ich lasse das weiße Häutchen dran, da darin die gesunden sekundären Pflanzenstoffe stecken. Um das Aroma hervorzuheben, gebe ich noch 2 Tropfen Orangenöl an die Orangen und lasse sie etwas ziehen.
Bei der Haferbreizubereitung habe ich einmal auf die Uhr gesehen. In 7 Minuten ist der Brei essbereit. Es spart echt Zeit, das

finde ich schon klasse. Heute habe ich 1 Tropfen Kardamomöl untergerührt und reichlich Zimtpulver über den Brei gestreut. Den Orangensalat stelle ich in einem Extraschälchen auf den Tisch, so sieht es nach mehr aus.

Ich merke, dass sich meine Geschmackswahrnehmung weiter verfeinert. Ich finde mein Mittagessen richtig süß. Früher habe ich Porridge immer mit Hafermilch oder Apfelsaft zubereitet, die beide schon eine gewisse Süße mitbringen. Die Haferflocken nur mit Wasser zu kochen, war für mich eine Hürde. Doch von Mahlzeit zu Mahlzeit geht es besser. Allerdings zieht es mich aktuell noch mehr zur fruchtig-süßen Variante. Mal sehen, ob sich das auch noch ändert.

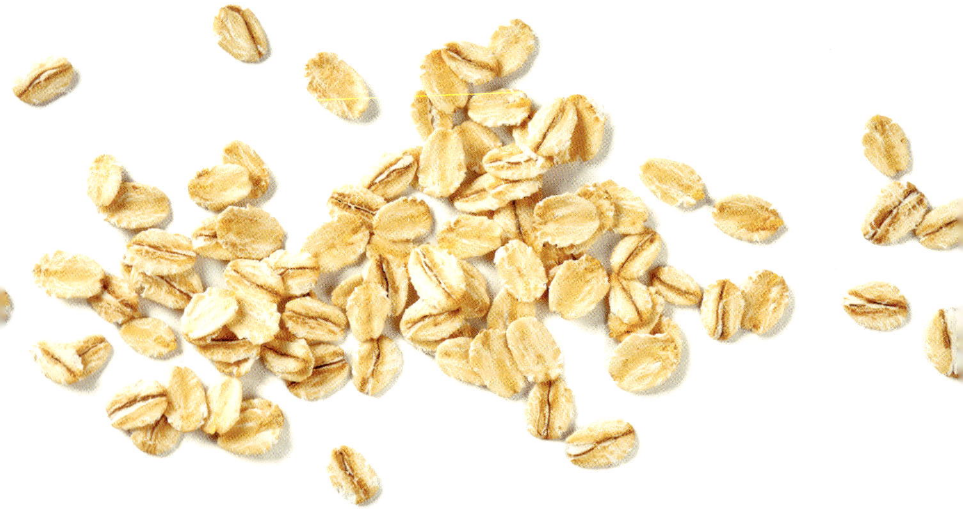

Das Abendessen bereite ich wieder herzhaft zu. Ich dünste 1 Knoblauchzehe und eine halbe Zwiebel an. Dazu kommen 1 gewürfelte Tomate und eine halbe rote Paprikaschote. Ich würze mit ein paar Blättchen Liebstöckel. Dann gebe ich die Haferflocken dazu und lasse sie ausquellen. Mit dem Stabmixer püriere ich das Ganze zu einer sämigen Suppe. Frische Petersilie darüber, fertig.
Die herzhafte Mahlzeit tut gut und macht ordentlich satt. Ich finde sie richtig lecker. Ohne die Hafertage wäre ich nie auf die Idee gekommen, eine Suppe so zuzubereiten. Ich kann mir vorstellen, diese öfter zu kochen.
Ich fühle mich sehr angenehm gesättigt, aber nicht zu voll.

Zwei Tage im Monat als Hafertage finde ich leicht umsetzbar. Ich habe schon viele andere Kuren ausprobiert. Manche sind über einen längeren Zeitraum sehr einseitig, und so sinkt schnell die Motivation. Zwei Hafertage hingegen sind gut planbar. Ich habe es auch genossen, dass sie mir Zeit schenken, da die Zubereitung so einfach ist. Ich werde weitermachen und regelmäßig solche Entlastungstage einbauen.

Fazit

Ich führe nun regelmäßig Hafertage durch. Für mich ist das auch eine Achtsamkeitsübung. Es ist eine Reduktion der Zutaten auf das Wesentliche.
Ich habe das Gefühl, dass meine Geschmackswahrnehmung sich dadurch stark verändert hat. Ich salze und süße auch andere Speisen mittlerweile sehr wenig. Das fällt mir immer auf, wenn

Gäste zum Essen kommen und nach zusätzlichem Salz fragen. Früher aß ich gern Brezeln. Doch das Salz darauf fühlt sich für mich inzwischen an, als verätze es die Mundschleimhaut. Ähnlich ist es auch mit Süßem. Wenn ich ab und zu einen Kuchen backe, dann nehme ich Birkenzucker und reduziere die Menge, die im Rezept steht. Für meine Geschmackswahrnehmung ist er ausreichend gesüßt, aber Gäste fragen oft, ob ich den Zucker vergessen habe. Ich finde das spannend.

Generell hat sich meine Geschmackswahrnehmung intensiviert und verfeinert. Die Beigaben zum Haferbrei sind kleine Mengen an Obst oder Gemüse. Das regt dazu an, ihren individuellen Geschmack auszukosten. Wenn ich an anderen Tagen etwas esse, nehme ich auch dabei die Zutaten viel intensiver wahr. Mein Körper ist noch empfindsamer geworden, sodass bei mir in der Küche der Trend zur Vereinfachung geht.

Inspirationen von fruchtig bis herzhaft

Fruchtige Haferbrei-Variationen

Haferbrei mit Heidelbeeren

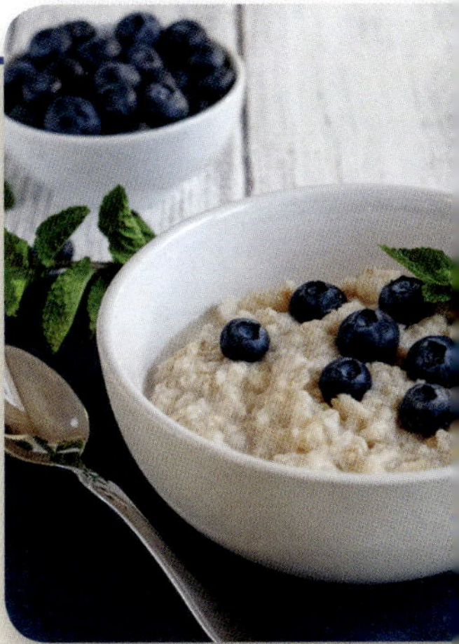

75 g Haferflocken
300 ml Wasser
2 Tropfen ätherisches Orangenöl
2 EL Heidelbeeren
1 TL Zimtpulver

Die Haferflocken im Wasser anrühren und alles kurz aufkochen. Den Brei mit geschlossenem Deckel 5 Minuten ausquellen lassen. Das Orangenöl einrühren und die Heidelbeeren untermischen. Den Haferbrei mit Zimtpulver bestreuen.

Heidelbeeren

Im Handel bekommen Sie sowohl Kulturheidelbeeren als auch wilde Heidelbeeren, diese meist tiefgefroren. Das Nährstoffprofil der wilden Früchte ist hochwertiger als das der gezüchteten. Geerntet werden Heidelbeeren von Juni bis September. Das sie umhüllende Häutchen hat eine tiefviolette Farbe, die durch den Farbstoff Myrtillin entsteht. Darin sind Wirkstoffe enthalten, die entzündungshemmend wirken und die Blutbildung anregen. Außerdem sind sie ein starkes Antioxidans und neutralisieren schädigende freie Radikale. Heidelbeeren sind ein wahrer Jungbrunnen, so reich sind sie an den Vitaminen A, C und E, Magnesium, Eisen, Kalium, Kalzium und Carotin. Wenn Sie regelmäßig Heidelbeeren verzehren, verbessert sich Ihr Hautbild, Faltenbildung wird vorgebeugt. Laut Anthony William helfen die Beeren auch, Schwermetalle auszuleiten und unsere Zellen zu reparieren.*

Haferbrei mit Himbeeren

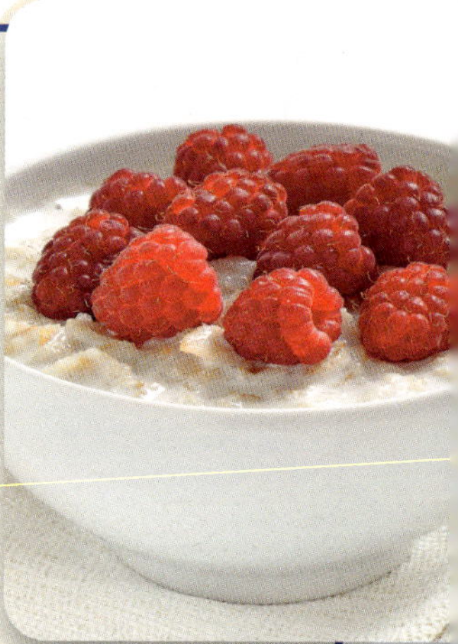

75 g Haferflocken
300 ml Wasser
1 Tropfen ätherisches Zimtöl
1 EL Himbeeren

Die Haferflocken im Wasser anrühren und alles kurz aufkochen. Den Brei mit geschlossenem Deckel 5 Minuten ausquellen lassen. Das Zimtöl einrühren und die Himbeeren über den Haferbrei verteilen.
Beim Zimtöl am besten mit der Zahnstochermethode beginnen. Wenn Ihnen das Aroma angenehm ist, können Sie beim nächsten Mal 1 Tropfen verwenden. Zimt fördert die gesunden Funktionen der Bauchspeicheldrüse.

* Anthony William: Medical Food. Arkana 2017.

Haferbrei mit Brombeeren

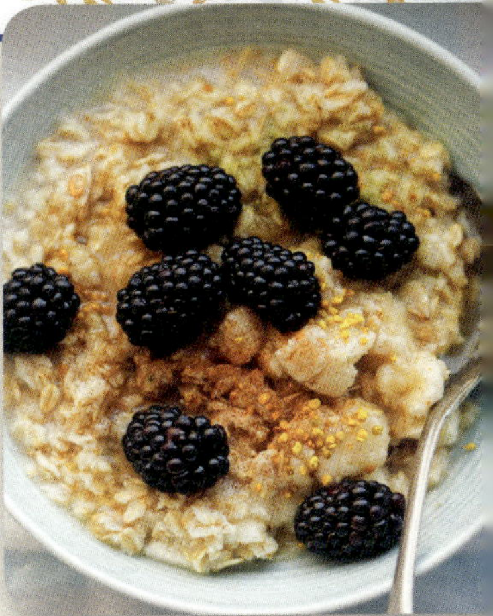

75 g Haferflocken
300 ml Wasser
1 Tropfen ätherisches Kardamomöl
1 EL Brombeeren

Die Haferflocken im Wasser anrühren und alles kurz aufkochen. Den Brei mit geschlossenem Deckel 5 Minuten ausquellen lassen. Das Kardamomöl einrühren und die Brombeeren über den Haferbrei verteilen. Kardamom hat ein warmes, würziges, exotisches Aroma, und zusätzlich entlastet er den Verdauungsbereich und wärmt.

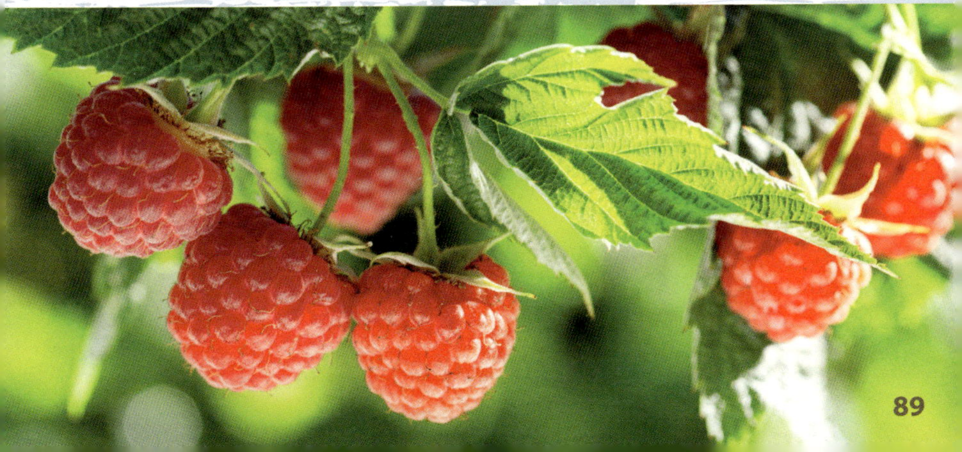

Haferbrei mit Johannisbeeren

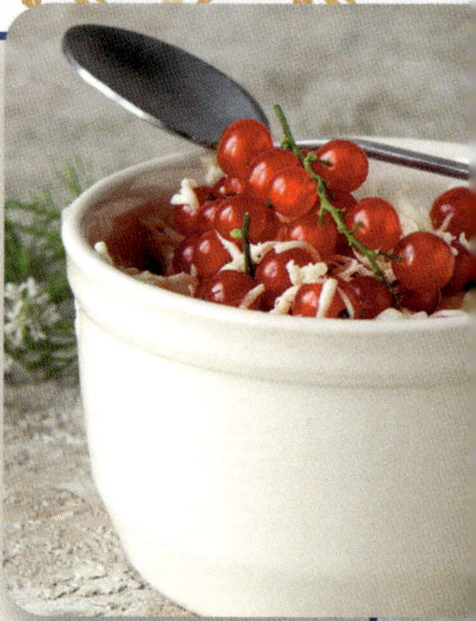

75 g Haferflocken
300 ml Wasser
1 Tropfen ätherisches Zitronenöl
2 EL Johannisbeeren

Die Haferflocken im Wasser anrühren und alles kurz aufkochen. Den Brei mit geschlossenem Deckel 5 Minuten ausquellen lassen. Für eine zusätzliche frische Note das Zitronenöl einrühren. Die Johannisbeeren unter den Haferbrei mischen.

Haferbrei mit Wassermelone

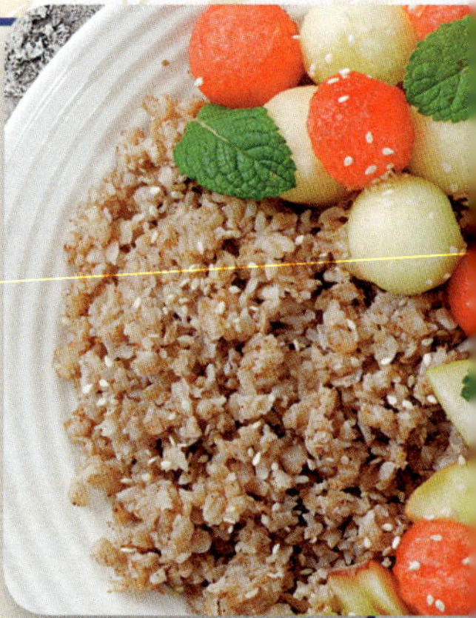

75 g Haferflocken
300 ml Wasser
1 Tropfen ätherisches Zitronenöl
2 EL Wassermelone in Würfeln

Die Haferflocken im Wasser anrühren und alles kurz aufkochen. Den Brei mit geschlossenem Deckel 5 Minuten ausquellen lassen. Das Zitronenöl einrühren und die Wassermelone untermischen.

Haferbrei mit marinierten Erdbeeren

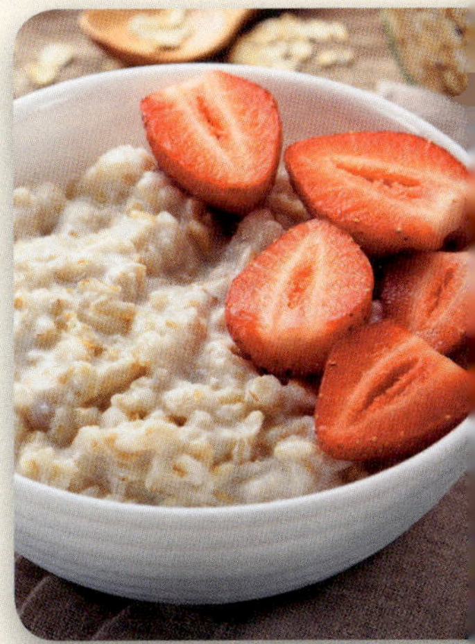

75 g Haferflocken
300 ml Wasser
50 g Erdbeeren
Saft ¼ Zitrone
1 Tropfen ätherisches Zitronenöl
1 Tropfen ätherisches Orangenöl

Die Erdbeeren putzen und je nach Größe in Hälften oder Viertel schneiden. Den Zitronensaft und das Zitronenöl hinzugeben und die Erdbeeren 10 Minuten ziehen lassen.
Die Haferflocken im Wasser anrühren und alles kurz aufkochen. Den Brei mit geschlossenem Deckel 5 Minuten ausquellen lassen. Das Orangenöl einrühren. Die Erdbeeren über den Haferbrei verteilen.

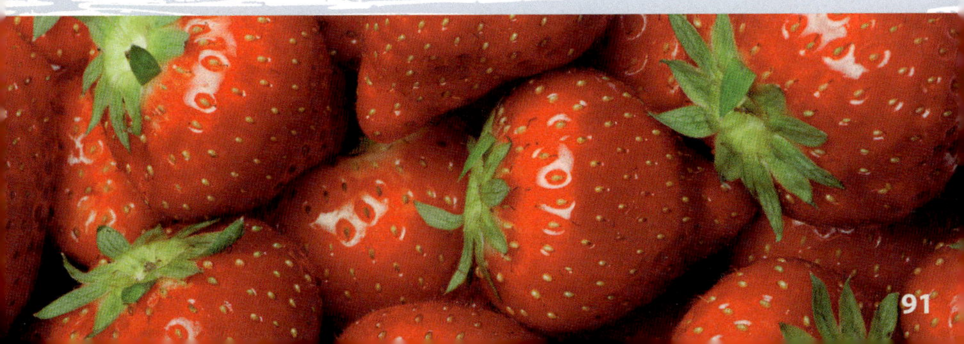

Erdbeeren

Auch der Steinzeitmensch dürfte bereits Erdbeeren gesammelt haben. Die alten Römer liebten die roten Früchte, und seit dem Mittelalter werden sie als Kulturpflanze gezüchtet. Botanisch gesehen gehört die Erdbeere zu den Rosengewächsen und ist keine Beere, sondern eine Sammelnussfrucht.

Da Erdbeeren bis heute zu den beliebtesten Früchten zählen, werden sie rund um das Jahr angeboten. Aber nur in den Sommermonaten frisch vom Feld sind sie voller Geschmack.

Erdbeeren bestehen überwiegend aus Wasser und haben sehr wenig Kohlenhydrate. Dafür sind sie voller Vitalstoffe wie Kalium, Kalzium, Magnesium und reichlich Vitamin C, verschiedener Vitamine des B-Komplexes und enthalten die Spurenelemente Eisen, Zink und Kupfer.

Da Erdbeeren leider oft stark gespritzt werden, empfehle ich, sie mit 1 TL Natron und 1 Tropfen ätherischem Zitronenöl zu waschen. Mischen Sie beides in einer Schüssel mit Wasser, und geben Sie die Erdbeeren dazu. Wenden Sie sie kurz darin, und gießen Sie sie in ein Sieb ab. Spülen Sie mit klarem Wasser nach, und lassen Sie die Erdbeeren gut abtropfen. Das löst schädliche Gifte und macht die Beeren auch etwas länger haltbar. Andere Früchte und Gemüse können Sie 15 Minuten in der Natronlauge liegen lassen, Erdbeeren verlieren jedoch schnell an Geschmack, wenn sie eingeweicht werden.

Haferbrei mit Kiwi

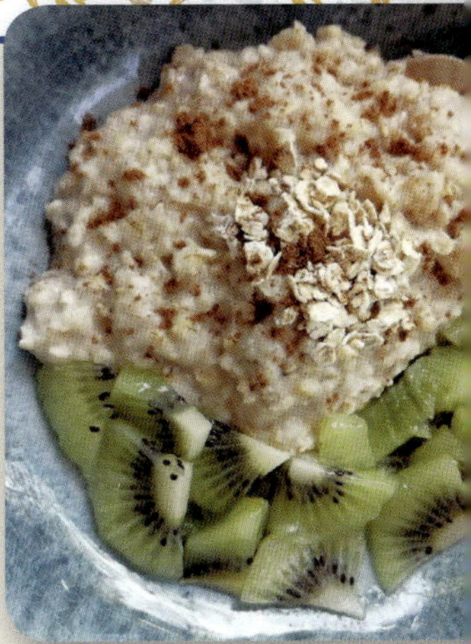

75 g Haferflocken
300 ml Wasser
1 Tropfen ätherisches Mandarinen- oder Grapefruitöl
1 Kiwi

Die Haferflocken im Wasser anrühren und alles kurz aufkochen. Den Brei mit geschlossenem Deckel 5 Minuten ausquellen lassen. Das ätherische Öl einrühren. Die Kiwi schälen, in dünne Scheiben schneiden und über den Haferbrei verteilen.

Kiwi

Kiwis waren lange Zeit ein Synonym für Neuseeland, ihr Ursprung liegt jedoch in China. Die »chinesischen Stachelbeeren« werden erst seit Beginn des 20. Jahrhunderts in Neuseeland angebaut. Heute ist in Europa vor allem Italien ein Hauptproduzent.
Die säuerlich-süße Frucht ist reich an Vitamin A, verschiedenen Vitaminen des B-Komplexes, Vitamin E und K und deckt fast den gesamten Vitamin-C-Bedarf eines Tages. Vitamin C hilft, das im Haferbrei enthaltene Eisen aufzunehmen. Des Weiteren sind Kalium, Eisen, Kalzium, Magnesium, Zink, Phosphor, Schwefel, Kupfer und Zink enthalten.

Haferbrei mit Aprikosen

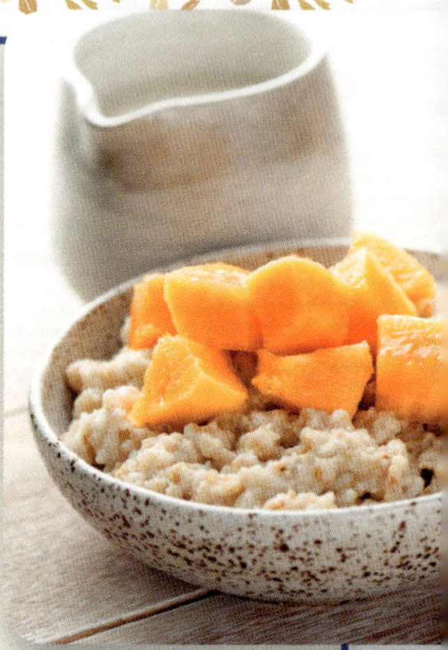

75 g Haferflocken
300 ml Wasser
1 Tropfen ätherisches Orangenöl
1–2 Aprikosen

Die Aprikosen in kleine Würfel schneiden, mit etwas Wasser und dem Orangenöl in einen Topf geben und 1–2 Minuten aufwallen lassen.

Die Haferflocken im Wasser anrühren und alles kurz aufkochen. Den Brei mit geschlossenem Deckel 5 Minuten ausquellen lassen. Die Aprikosen über den Haferbrei geben.

Wenn Sie die Aprikosen lieber roh essen, können Sie das Orangenöl in den Haferbrei einrühren.

Haferbrei mit Orangen

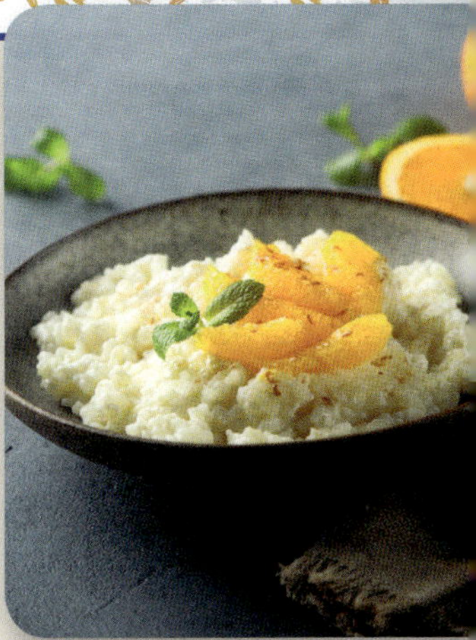

75 g Haferflocken
300 ml Wasser
1 Tropfen ätherisches Zimtöl
1 Orange
etwas Ingwer

Die Orange schälen, die Spalten in mundgerechte Stücke schneiden. Lassen Sie das weiße Schutzhäutchen beim Schälen an der Orange, und essen Sie es mit. Darin sitzen sekundäre Pflanzenstoffe, die Bioflavonoide. Diese haben ein hohes antioxidatives Potenzial. Den Ingwer reiben und mit den Orangen vermischen.

Die Haferflocken im Wasser anrühren und alles kurz aufkochen. Den Brei mit geschlossenem Deckel 5 Minuten ausquellen lassen. Das Zimtöl einrühren. 2 EL des Orangensalats über den Haferbrei verteilen, den Rest für die nächsten Tage kühlstellen.

Für das Zimtöl zunächst die Zahnstochermethode verwenden. Wenn Ihnen das Aroma angenehm ist, können Sie es beim nächsten Mal mit 1 Tropfen dosieren.

Sowohl Ingwer als auch Zimt wärmen und fachen das Verdauungsfeuer an.

Haferbrei mit Apfel

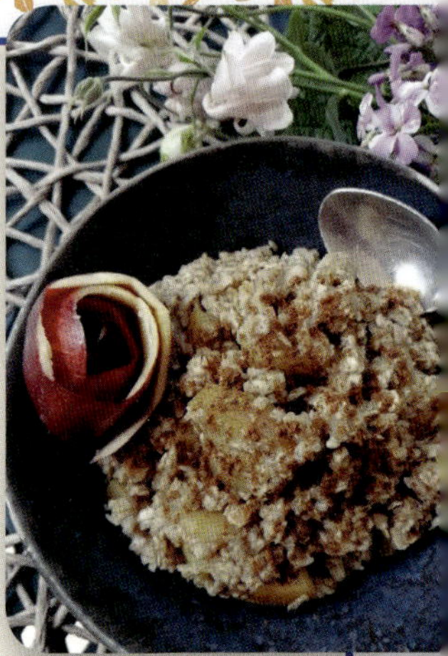

75 g Haferflocken
300 ml Wasser
½ Apfel
1 Tropfen ätherisches Orangen- oder Zimtöl

Die Haferflocken im Wasser anrühren und alles kurz aufkochen. Den Brei mit geschlossenem Deckel 5 Minuten ausquellen lassen.

Variante 1: Das ätherische Öl einrühren. Das Kerngehäuse vom Apfel entfernen und diesen mit Schale reiben. Das Mus mit dem Haferbrei vermischen.

Variante 2: Das Kerngehäuse vom Apfel entfernen und diesen mit Schale in kleine Würfel schneiden. Den Apfel in einem kleinen Topf mit 2 EL Wasser andünsten, bis er weich wird. Das ätherische Öl einrühren. Den Apfel unter den Haferbrei mischen oder getrennt reichen.

Apfel

Äpfel gehören nicht unbedingt zu den kohlenhydratarmen Früchten. Hierbei kommt es jedoch stark auf die Sorte an. Empfehlenswert sind eher säuerliche heimische Apfelsorten wie Boskoop, Berlepsch, Elstar und Topaz. Wichtig ist generell, dass die Früchte so naturbelassen wie möglich gewachsen sind. Bei modernen Sorten, die konventionell angebaut wurden, können bis zu 80 Pestizidschichten auf einer Frucht lagern.

Äpfel können nach der Ernte im Oktober gut gelagert werden und sind monatelang haltbar. Die Vielfalt an Äpfeln ist gigantisch: Inklusive der alten Sorten gibt es um die 20 000 verschiedene Züchtungen. Die Früchte haben einen relativ hohen Wasseranteil von rund 85 %. Vor allem die älteren Sorten haben ein interessantes Nährstoffprofil. Sie sind reich an den Vitaminen A, E, C und verschiedenen Vitaminen des B-Komplexes. Außerdem enthalten sie Kalium, Kalzium, Magnesium und Eisen.

Die besonderen löslichen Ballaststoffe im Apfel senken das Risiko für einen Schlaganfall oder einen Herzinfarkt, da sie den Cholesterinwert niedrig halten. Die Polyphenole der Frucht schützen die Bauchspeicheldrüse vor Schädigungen und senken dadurch das Risiko, Diabetes Typ 2 zu entwickeln. Auch beim Abnehmen helfen Äpfel, da das in ihnen enthaltene Pektin für eine lang anhaltende Sättigung sorgt. Studien legen zudem nahe, dass regelmäßiger Konsum von Äpfeln oder Apfelsaft das Gehirn im Alter fit hält und sogar Verbesserungen bei einer bestehenden Alzheimererkrankung bewirken kann.*

* Chan, A., Shea, T. B.: Dietary supplementation with apple juice decreases endogenous amyloid-beta levels in murine brain. Journal of Alzheimer's Disease 2009.

Herzhafte Haferbrei-Variationen

Als ich auf einer Reise in die USA war, wurde am Frühstücksbuffet auch Porridge angeboten. Für mich war es völlig klar, dass es sich um süßen Brei handelte, und ich gab noch frische Früchte darauf. Kennen Sie das, wenn das Auge eine andere Erwartung an den Gaumen geschickt hat, als sie der Realität entspricht? So erging es mir, es war ein herzhafter Brei mit Zwiebeln und Speckstückchen. Ich hatte den Löffel im Mund und wusste so gar nicht, wohin mit dem Brei. Ich konnte ihn nicht schlucken und musste ihn leider ausspucken. Spannend fand ich dabei, dass meine Prägung mich die herzhaften Zutaten offenbar gar nicht hatte wahrnehmen lassen. Wir können manche Dinge schon gut ausblenden, wenn sie nicht zu unserer Meinung über etwas passen.

Wenn ich heute eine herzhafte Haferbrei-Variante wähle, kann ich sie sehr gut essen. Gerade am Abend schmeckt sie mir besser als eine süße. Das ergibt auch durchaus Sinn, weil rohe Früchte nach 16 Uhr nicht mehr gut verdaut werden können. Wenn Ihnen herzhafter Brei noch zu ungewohnt ist, können Sie ihn mit etwas mehr Wasser auch eher wie eine Suppe zubereiten.

Haferbrei mit Zucchini

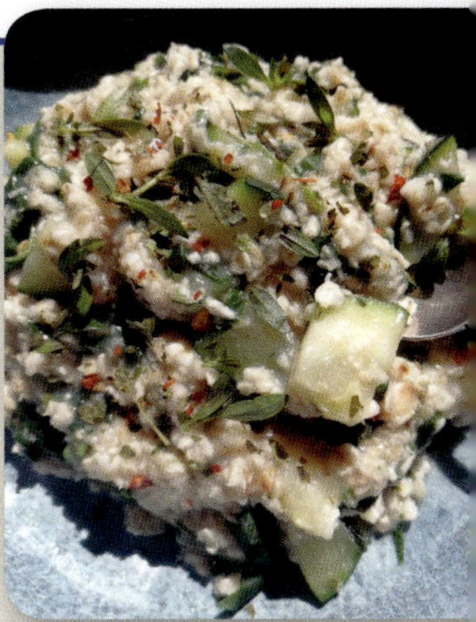

75 g Haferflocken
300 ml Wasser
½ kleine Zucchini
1 Tropfen ätherisches Schwarzer-Pfeffer-Öl
1 EL frisch gehackter Liebstöckel

Die Haferflocken im Wasser anrühren und alles kurz aufkochen. Den Brei mit geschlossenem Deckel 5 Minuten ausquellen lassen.
Die Zucchini in feine Stifte reiben und in etwas Wasser andünsten. Das Schwarzer-Pfeffer-Öl in den Haferbrei einrühren und die Zucchini untermischen. Den Liebstöckel darüberstreuen.

Zucchini

Zucchini ist ein relativ neutrales Gemüse, das Sie aber sehr abwechslungsreich zubereiten können. Wenn Sie, statt sie zu reiben, die Zucchini in Würfel oder mit dem Julienneschneider in dünne Streifen schneiden, hat sie eine ganz andere Konsistenz. Ätherisches Rosmarin- oder Thymianöl bringt eine andere Note. Mein absoluter Favorit sind fermentierte Zucchini. Durch die Fermentation wird das Gemüse sogar noch aufgewertet, da es zu einem Probiotikum wird und die Darmflora pflegt. Es entstehen

Enzyme, die sich günstig auf das Darmmilieu auswirken. Wenn Sie Gewürze mit einlegen, geben sie ihren Geschmack intensiver an das Gemüse ab als beim Abschmecken von frischem Gemüse.
Die Zucchini ist ein Kürbisgewächs und stammt aus Südamerika. Erst in den 1970er-Jahren wurde das Gemüse allmählich im deutschsprachigen Raum bekannt. Es hat mit rund 90 % einen hohen Wasseranteil und ist prall gefüllt mit Vitalstoffen. So sind Zucchini reich an Vitamin C, verschiedenen B-Vitaminen und Vitamin A, Kalium, Kalzium, Magnesium, Phosphor, Eisen, Mangan und Zink.
Außerhalb der Haferkur gibt es noch unendlich viele weitere Möglichkeiten, die Zucchini zuzubereiten: gegrillt, gefüllt, überbacken, paniert, gehobelt als Rösti oder Bratling. Sie können die Zucchini auch ganz dünn hobeln und trocknen. Diese Chips sind lange haltbar, sodass Sie sie auch in der kalten Jahreszeit zur Verfügung haben. An heißen Sommertagen reicht es, die Zucchinischeiben einen Tag an der frischen Luft liegen zu lassen. Lagern Sie sie am besten einvakuumiert, da sie sonst leicht Feuchtigkeit ziehen.

Haferbrei mit Schmorgurken

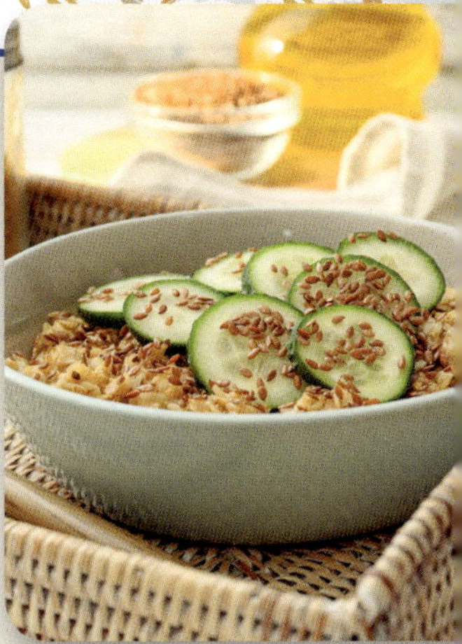

75 g Haferflocken
300 ml Wasser
½ Gurke
1 Msp. Salz
1 Tropfen ätherisches Dillöl
1 TL gehackter Dill

Die Haferflocken im Wasser anrühren und alles kurz aufkochen. Den Brei mit geschlossenem Deckel 5 Minuten ausquellen lassen.
Die Gurke schälen, entkernen und in mundgerechte Stücke schneiden. Eine etwas dickere Landgurke ist hierfür besser geeignet als eine schlanke Schlangengurke. Die Gurke mit dem Salz mischen und 10 Minuten ziehen lassen. In einen Topf geben und kurz andünsten. Das Dillöl einrühren und die Kräuter untermischen. Das Gemüse unter den Haferbrei mengen oder separat servieren.

Gurke

Die Gurke gehört botanisch gesehen zur Familie der Kürbisgewächse. Je länger die Früchte an der Pflanze reifen, desto dicker wird die Schale. Daher nennt man diese Art auch Panzerbeeren. Aufzeichnungen bestätigen, dass die Gurke seit rund 3000 Jahren in Indien gegessen wird. Ihre gesundheitlich günstigen Aspekte werden auch im Ayurveda gewürdigt. In der Gurke sind Wirkstoffe enthalten, die sich regulierend auf Menschen mit Diabetes auswirken. Neben einem hohen Wasseranteil von rund 95 % wartet sie mit Vitamin A, verschiedenen Vitaminen des B-Komplexes, Vitamin E, Kalium, Phosphor, Schwefel, Chlorid, Magnesium, Kalzium, Magnesium, Eisen, Zink, Kupfer und Mangan auf.

In den heute gängigen Sorten sind die Bitterstoffe weitgehend weggezüchtet worden. Bei älteren Sorten sollten Sie immer von der Blüte zum Stil schälen, damit die Gurke nicht bitter schmeckt.

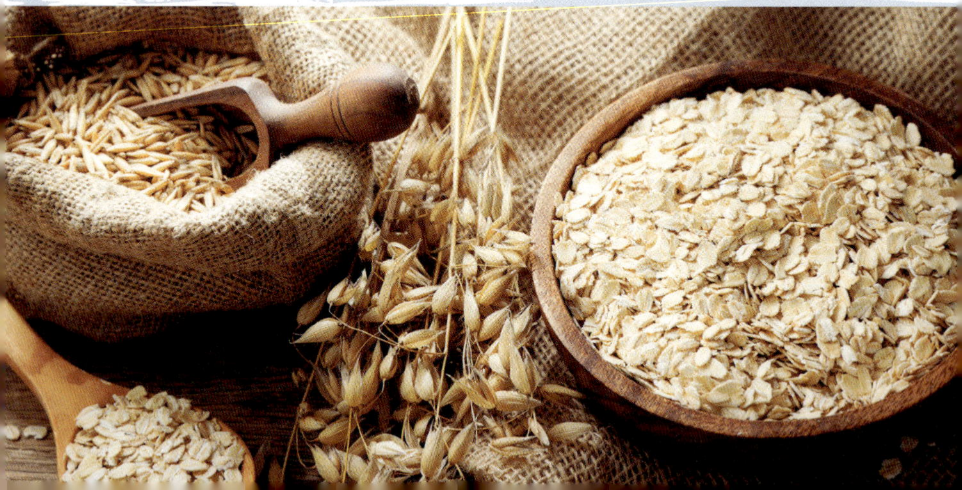

Haferbrei mit Tomaten

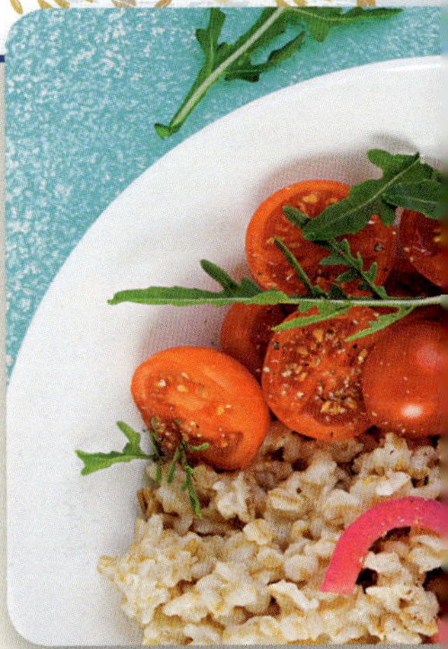

75 g Haferflocken
300 ml Wasser
1 Tomate
1 EL frisch gehackter Liebstöckel oder Petersilie

Die Haferflocken im Wasser anrühren und alles kurz aufkochen. Den Brei mit geschlossenem Deckel 5 Minuten ausquellen lassen.
Die Tomate würfeln und in wenig Wasser andünsten. Das Gemüse über den Haferbrei geben und alles mit den Kräutern bestreuen.

Tomate

Die farbenprächtigen Tomaten erfreuen so manchen Hobbygärtner mit ihren roten, orangen, gelben, violetten und gestreiften Früchten in verschiedenen Größen. Die Tomate stammt aus Ecuador und Peru und hat von dort den Weg in die verschiedensten Länder gefunden. Heute kennen wir sie vor allem als mediterranes Sommergemüse, das vielseitig verwendet werden kann. Tomaten gehören wie Kartoffeln oder Paprika zu den Nachtschattengewächsen. Diese Bezeichnung stammt aus dem Mittelalter und rührt daher, dass man diesen Pflanzen nachsagte, bei Albträumen zu beruhigen und Trost zu spenden.

Tomaten haben einen hohen Wasseranteil von rund 95 %. Sehr zellschützend ist der Wirkstoff Lycopin, der sogar noch effektiver wird, wenn die Tomate gekocht wird. Dazu ist es jedoch erforderlich, ein wenig Öl an die Tomaten zu geben, da Lycopin fettlöslich ist. Die reifen Früchte sind prall gefüllt mit Kalium, Folsäure, Vitamin A, verschiedenen Vitaminen des B-Komplexes, Vitamin C und E. Tomaten sind sehr beliebt und werden das ganze Jahr über angeboten. Doch Wintertomaten aus dem Gewächshaus können nicht mit dem Aroma von erntefrischen Sommertomaten mithalten.

Haferbrei mit Kohlrabi

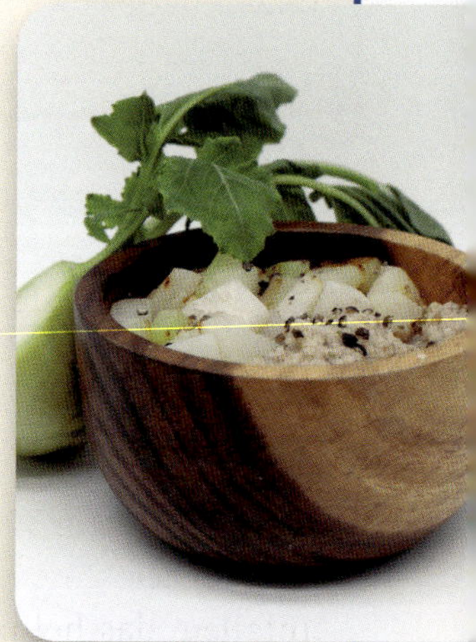

75 g Haferflocken
300 ml Wasser
½ Kohlrabi
1 Kohlrabiblatt
1 Tropfen ätherisches Thymianöl

Die Haferflocken im Wasser anrühren und alles kurz aufkochen. Den Brei mit geschlossenem Deckel 5 Minuten ausquellen lassen.
Die Kohlrabi schälen, würfeln und in wenig Wasser andünsten. Das Blatt in feine Streifen schneiden und untermischen. Mit der Zahnstochermethode das Thymianöl einrühren. Das Gemüse über den Haferbrei verteilen.

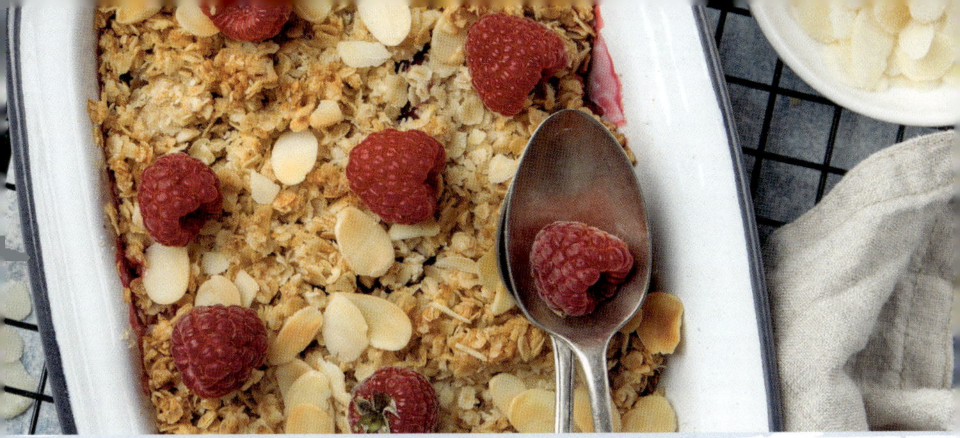

Weitere Rezepte mit Hafer

Sind Sie inzwischen auch so begeistert von den vielen guten Eigenschaften des Hafers? Die können Sie natürlich nicht nur innerhalb der Haferkur für sich nutzen. Dieses großartige Getreide auch im Alltag immer wieder einmal auf den Speiseplan zu setzen, tut Ihrem Stoffwechsel und Ihrem Hormonsystem ebenfalls gut. Vor allem, wenn Sie Weizenprodukte durch Haferkreationen ersetzen, hilft Ihnen das auch beim gesunden Abnehmen. Zur Inspiration präsentiere ich Ihnen meine Lieblingsgerichte mit Hafer. Diese sind auch geeignet, wenn Sie sich erst einmal an Hafer herantasten möchten, bevor Sie sich an die Haferkur trauen. Sobald Sie die Vielfalt des Hafers entdeckt haben, werden Ihnen bestimmt noch viele weitere Möglichkeiten einfallen, das heimische Superfood in Ihren Speisen unterzubringen.

Ein spezieller Dank gilt meiner Tochter Lara Joy, die mich beim Austüfteln der Haferflockenrezepte unterstützt hat. Sie ist selbst Haferflocken-Fan und experimentiert gern in der Küche. Wie

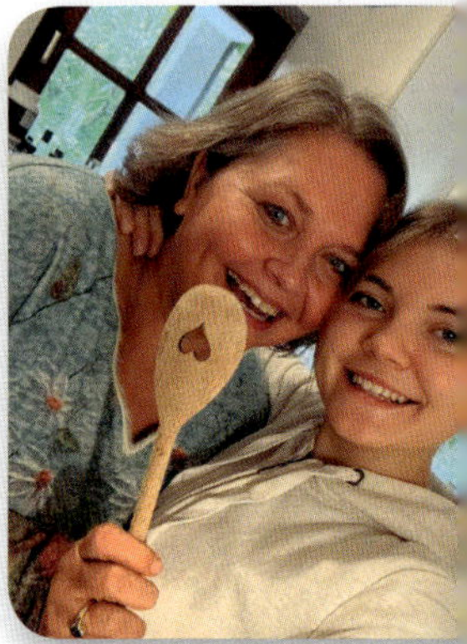

sie bereits zu meinem Buch »Lifehacks für die Aromaküche« mehrere Gaumenfreuden beigesteuert hat, waren wir auch hier wieder ein Küchen-Dream-Team.

Ich empfehle, grundsätzlich Produkte aus biologischem Anbau zu verwenden. Deshalb kennzeichne ich die Zutaten in den Rezepten nicht jedes Mal als Bio. Achten Sie bei den in den Rezepten verwendeten ätherischen Ölen darauf, dass sie speziell für die innere Anwendung geeignet sind.
Die Gerichte sind jeweils für **2 Personen** berechnet.

Wir wünschen gutes Gelingen!

Zucchini-Hafer-Bratlinge mit Zaziki

Für die Bratlinge

200 g Zucchini
150 g feine Haferflocken
1 Zwiebel
1 Ei (alternativ ½ TL Chia-Samen)
100 g geriebener Bergkäse (alternativ 1 EL Hefeflocken)
½ EL Currypulver
2 Tropfen ätherisches Schwarzer-Pfeffer-Öl
Salz
1 EL Kokosöl

Für das Zaziki
¼ Salatgurke
1 Knoblauchzehe
250 g Naturjoghurt (alternativ Sojajoghurt)
1 Schuss Olivenöl
1 Schuss Condimento bianco
1 Tropfen ätherisches Dillöl
Salz und Pfeffer

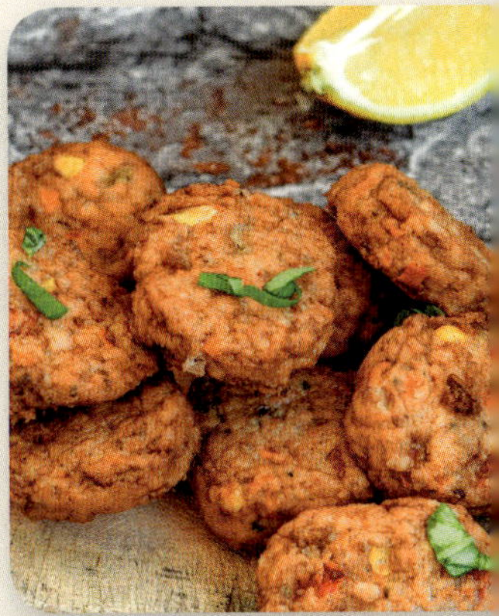

Für die vegane Variante die Chiasamen in 50 ml Wasser einlegen und 30–45 Minuten quellen lassen. Die Zucchini in grobe Stifte reiben, in eine Schüssel geben und mit 1 Msp. Salz vermengen, damit sie Wasser zieht. 10 Minuten stehen lassen, ausdrücken und das Wasser abgießen. Die Zwiebel schälen, in feine Würfel schneiden und mit allen anderen Zutaten für die Bratlinge zu den Zucchini geben. Die Masse gut durchkneten, mit ¼ TL Salz abschmecken, 10 Minuten ruhen lassen und dann mit feuchten Händen 4 Bratlinge formen. Das Kokosöl in einer Pfanne erhitzen und die Bratlinge anbraten, bis sie von beiden Seiten goldbraun sind.
Für den Zaziki die Gurke in feine Stifte reiben. Den Knoblauch schälen und fein hacken. Alle Zutaten vermischen und das Zaziki mit Salz und Pfeffer abschmecken.
Das Zaziki zu den Zucchinibratlingen reichen.

Die Bratlinge lassen sich auch gut kalt auf einen Ausflug oder zur Arbeit mitnehmen.

Gemüse mit herzhafter Haferfüllung

4 große Tomaten, 2 Metzgerzwiebeln, 2 Paprika oder 1–2 große Zucchini

Für die Füllung
½ Zwiebel
150 g feine Haferflocken
1 EL Tomatenmark
1 TL geräuchertes Paprikapulver
1 Bund Petersilie
1 Ei (alternativ 3 EL Kichererbsenmehl)
1 Tropfen ätherisches Thymianöl
2 EL Wasser
¼ TL Salz

Für das Ragout
1 Zwiebel
4 Tomaten
1 Paprika
1 Tropfen ätherisches Zitronenöl
Salz und Pfeffer
1 EL Olivenöl

Für die Füllung die Zwiebel schälen und fein würfeln. Für die vegane Alternative das Kichererbsenmehl mit 3 EL kaltem Wasser zu einer Paste verrühren. Die Petersilie hacken. Auch die Stiele sind voller Geschmack und können mitverwendet werden.

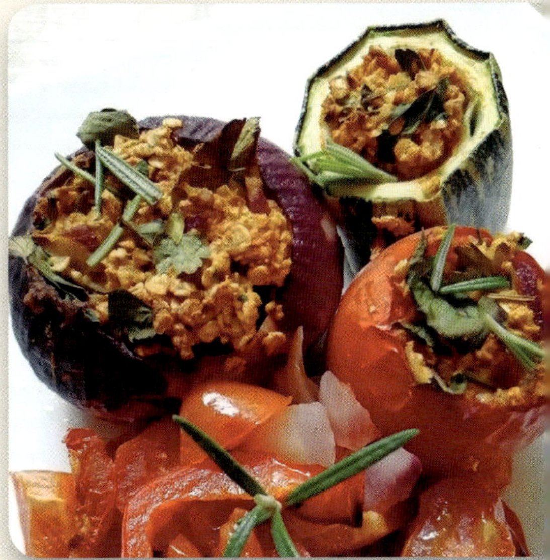

Alle Zutaten zu einer glatten Masse kneten und 10 Minuten quellen lassen.
Den Backofen auf 175 Grad Celsius vorheizen.
Für das Ragout die Zwiebel schälen, das Gemüse klein schneiden und dabei die Stiele und Kerne der Paprika entfernen. Mit den Gewürzen und dem Öl vermischen.
Das Gemüse aushöhlen, das Sie füllen möchten, und die Hafermasse hineingeben. In einer ausreichend großen Backform platzieren und das Ragoutgemüse darumlegen. Alles für 35–40 Minuten backen.
Das Ragout zu dem gefüllten Gemüse servieren.

Mini-Haferpizzen

Für den Boden
200 g Haferflocken
200 ml Wasser
2 EL Olivenöl
1 TL Backpulver
1 Prise mit Oregano aromatisiertes Salz

Für die Soße
150 ml passierte Tomaten
½ TL Paprikapulver
getrockneter Oregano
1 Knoblauchzehe

Für den Belag
verschiedene Gemüse der Saison, z. B. Cocktailtomaten, Paprika, Zucchini, Pilze, Mais und Rucola, eingelegte Artischocken und Oliven
Mozzarella nach Belieben (alternativ veganer Reibeschmelz)

Den Backofen auf 220 Grad Celsius vorheizen.
Alle Zutaten für den Boden zu einem Teig verarbeiten und diesen 10 Minuten nachquellen lassen. Daraus kleine Taler von 6–7 cm Durchmesser formen und auf ein mit Backpapier ausgelegtes Backblech verteilen.

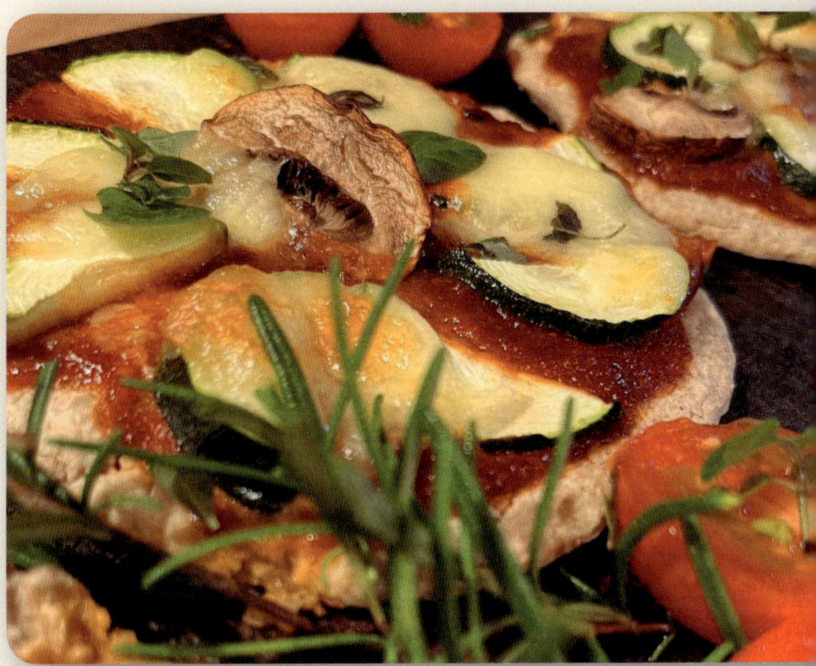

Den Knoblauch schälen und fein hacken. Alle Zutaten für die Soße mischen und die Masse dünn auf den Pizzaböden ausstreichen.

Die Pizzen mit Gemüse und dem Käse belegen und in ca. 20 Minuten goldgelb backen.

Die Mini-Pizzen eignen sich auch als Fingerfood für jede Party.

Herzhafte Kartoffelpuffer

Für die Puffer

500 g Kartoffeln
1 Karotte
1 mittelgroße Zwiebel
1 Knoblauchzehe
70 g Haferflocken
1 Tropfen ätherisches Schwarzer-Pfeffer-Öl
1 Tropfen ätherisches Zitronenöl
½ TL mit Thymian oder Rosmarin aromatisiertes Salz
2 EL Kokosöl

Für den Dip

1 Frühlingszwiebel
½ Bund Petersilie
½ TL rote Pfefferkörner
250 g Naturjoghurt (alternativ Kokos-, Soja- oder Haferjoghurt)
1 EL Olivenöl
1 Tropfen Zitronenöl
1 Prise mit Dill aromatisiertes Salz

Die Frühlingszwiebel in Ringe schneiden und die Petersilie hacken. Die roten Pfefferkörner mörsern und alle Zutaten für den Dip vermischen.

Die Kartoffeln und die Karotte schälen und reiben. Zwiebel und Knoblauch schälen und klein schneiden. Bis auf das Kokosöl alle Zutaten für die Puffer vermischen und das Öl in einer Pfan-

ne erhitzen. Jeweils 1 EL von dem Teig hineingeben und von beiden Seiten goldgelb ausbraten.
Den Dip zu den frisch gebackenen Kartoffelpuffern reichen.

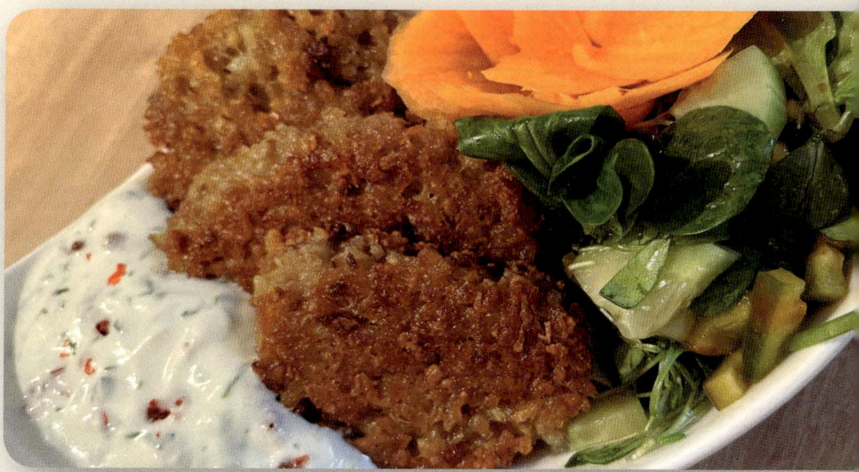

Dazu passt sehr gut ein Blattsalat.

Knäckebrot

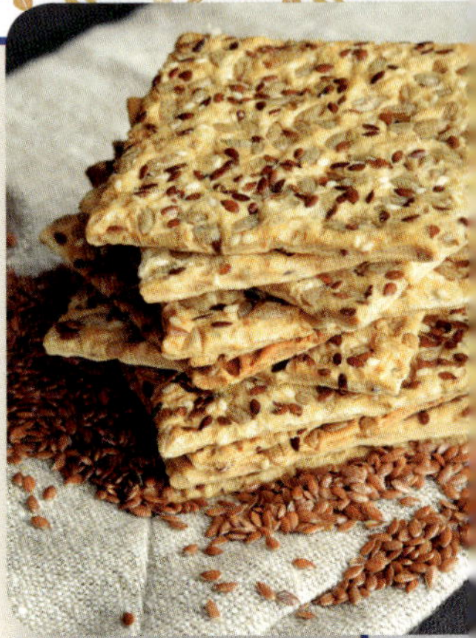

Für das Brot

2 Tassen Haferkleie
1 Tasse Haferflocken
1 Tasse Leinsamen
½ Tasse Chiasamen
1 EL geschälte Hanfsamen
4 EL Olivenöl
1 TL mit Rosmarin aromatisiertes Salz
½ TL Chilipulver
2 Tassen Wasser
1 TL getrockneter Rosmarin

Für den Paprikadip

250 g Naturjoghurt (alternativ Kokos-, Soja- oder Haferjoghurt)
1 Paprikaschote
1 Frühlingszwiebel
½ Bund Petersilie
½ TL geräuchertes Paprikapulver
1 Tropfen ätherisches Zitronenöl
1 TL Salz
1 Tropfen ätherisches Schwarzer-Pfeffer-Öl

Für die Schafskäsecreme
200 g Feta (alternativ fermentierter Tofu)
2 EL Olivenöl
1 Knoblauchzehe
1 Tropfen ätherisches Oreganoöl
1 EL Oliven

Alle Zutaten für das Knäckebrot miteinander vermengen und den Teig 30 Minuten lang quellen lassen. Dünn auf ein mit Backpapier ausgelegtes Backblech streichen und 10 Minuten backen. Das Blech aus dem Ofen holen und das Knäckebrot mit dem Pizzaroller oder einem Messer in kleine Rechtecke schneiden. Wenn das Knäckebrot komplett durchgebacken ist, lässt es sich nicht mehr schneiden, sondern nur noch brechen. Das Blech für weitere 30 Minuten in den Backofen schieben, bis das Knäckebrot schön knusprig aussieht.
Für den Paprikadip die Paprikaschote würfeln und dabei die Kerne entfernen. Die Frühlingszwiebel in Scheiben schneiden und die Petersilie hacken. Alle Zutaten miteinander vermischen.
Für die Schafskäsecreme den Feta mit einer Gabel zerdrücken und den Knoblauch schälen und hacken. Alle Zutaten bis auf die Oliven vermischen. Diese in feine Scheiben schneiden und unterheben.
Die Dips zum Knäckebrot reichen.

Auch Guacamole passt hervorragend zu diesem Knäckebrot. Selbst ganz ohne Dip schmeckt es ausgezeichnet.

Süße Frühstückspizza aus Hafer

Für den Boden
2 reife Bananen
160 g Haferflocken
1 TL Ahornsirup

Für den Belag
250 g Naturjoghurt (alternativ Kokos-, Soja- oder Haferjoghurt)
2 Tropfen ätherisches Orangenöl
verschiedene Früchte der Saison
Chiasamen oder geschälte Hanfsamen nach Belieben

Den Backofen auf 180 Grad Celsius vorheizen.
Die Bananen zerdrücken und mit den Haferflocken vermengen. Falls Sie es süßer mögen, zusätzlich Ahornsirup unterrühren. Den Teig 10 Minuten abgedeckt quellen lassen.
4 kleine, runde Pizzen aus dem Teig formen und auf ein mit Backpapier ausgelegtes Backblech legen. Für 15–20 Minuten backen und auf dem Backblech auskühlen lassen.
Den Joghurt mit dem Orangenöl vermischen und auf die ausgekühlten Pizzen geben. Diese mit den Früchten und Saaten dekorieren.

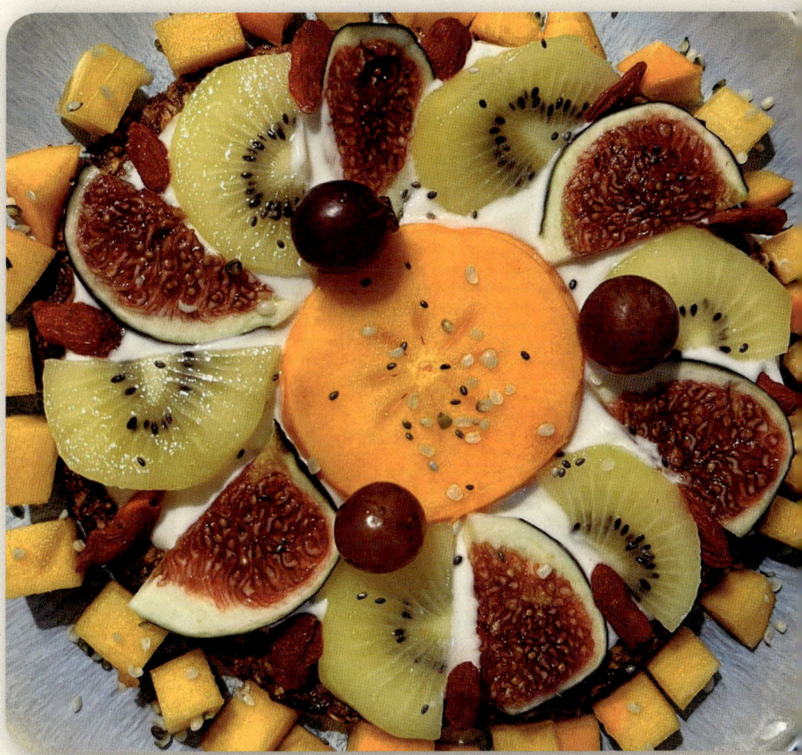

Für ein besonderes Frühstück ist diese Pizza ein absoluter Hingucker! Wenn Sie Gäste haben, können Sie sie ihre Pizzen ganz individuell belegen lassen. Vor allem Kinder haben große Freude daran.

Süße Hafer-Kartoffel-Puffer mit Apfelmus

Für die Puffer
500 g rohe Kartoffeln
1 mittelgroße Zwiebel
2 Tropfen ätherisches Zitronenöl
70 g Haferflocken
1 Ei (alternativ ½ TL Chia-Samen)
½ TL Salz
1 Msp. geriebene Muskatnuss
2 EL Kokosöl

Für das Apfelmus
0,5 cm frischer Ingwer
500 g Äpfel
1 Tropfen ätherisches Zimtöl
1 Tropfen ätherisches Orangenöl
50 g Rohrohrzucker oder Birkenzucker
50 ml Wasser
1 EL Rosinen oder Gojibeeren

Den Ingwer schälen und klein schneiden. Das Kerngehäuse von den Äpfeln entfernen und diese in Stücke schneiden. Beides in etwas Wasser dünsten, bis die Äpfel weich sind, und alles pürieren. Das Mus mit den ätherischen Ölen abschmecken und die Früchte unterrühren.

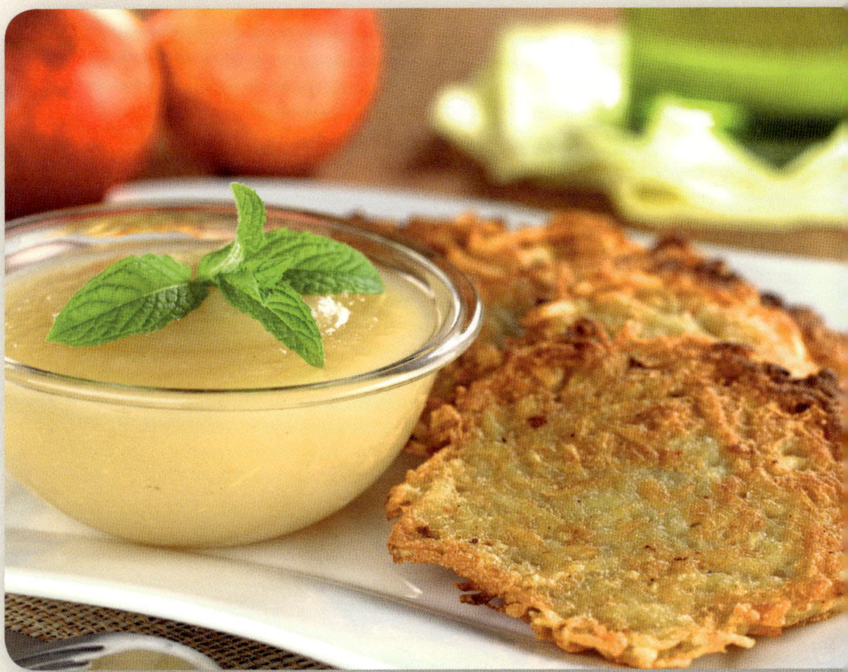

Für die vegane Variante die Chiasamen in 50 ml Wasser einlegen und 30–45 Minuten quellen lassen. Die Kartoffeln schälen und reiben. Die Zwiebel schälen und würfeln. Alle Zutaten für die Puffer bis auf das Kokosöl miteinander vermischen und das Öl in einer Pfanne erhitzen. Jeweils 1 EL Teig hineingeben und goldgelb ausbacken.

Das Apfelmus zu den frisch gebratenen Hafer-Kartoffel-Puffern reichen.

Baked Oats

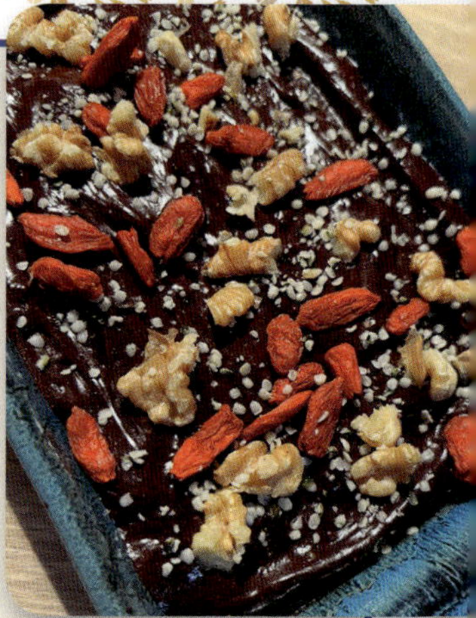

Für die Baked Oats

300 ml Hafermilch
150 g Haferflocken
1 EL Ahornsirup
1 Banane
2 Eier (alternativ 1 zerdrückte Banane)
20 g Kakao

Für das Topping

120 g Sahne (alternativ Hafer Cuisine)
160 g Zartbitterschokolade
1 Tropfen ätherisches Orangenöl

Den Backofen auf 180 Grad Celsius vorheizen.
Die Hafermilch in einem Topf erwärmen, die Haferflocken einrühren und 10 Minuten lang quellen lassen. Die Banane zerdrücken und mit den Eiern in die Mischung rühren. Die Masse mit Kakao und Ahornsirup abschmecken, in eine gefettete Auflaufform füllen und ca. 30 Minuten backen.
Für das Topping die Schokolade zerkleinern. Die Sahne in einem Topf erwärmen und die Schokolade darin schmelzen lassen. Das Orangenöl einrühren und das Topping auf den Haferflocken verteilen.

Verzieren Sie die Baked Oats nach Ihrem Geschmack mit geschälten Hanfsamen, getrockneten Gojibeeren oder Walnüssen.

Haferkekse

250 g Haferflocken
100 g Dinkelmehl
220 g Butter (alternativ Kokosfett)
120 g Birkenzucker
1 Ei (alternativ 1 zerdrückte Banane)
1 Prise Salz
2 Tropfen Zimtöl
1 TL Backpulver (für die vegane Variante 2 TL)

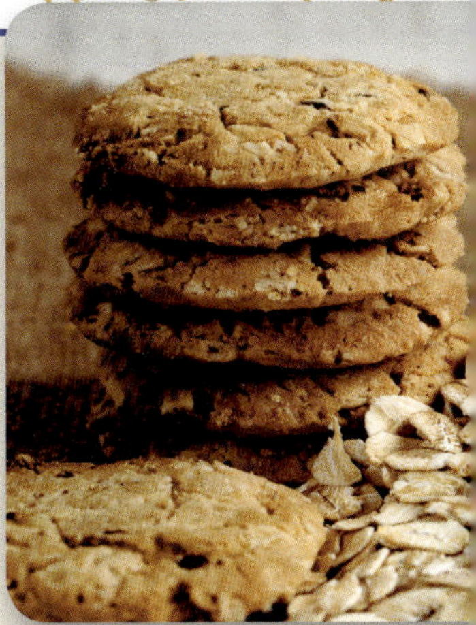

Den Backofen auf 180 Grad Celsius vorheizen.
Alle Zutaten zu einer mürbeteigähnlichen Konsistenz verkneten. Aus dem Teig walnussgroße Kugeln formen und mit reichlich Abstand (die Kekse verlaufen!) auf ein mit Backpapier ausgelegtes Blech setzen.
Die Kekse für 15 Minuten goldgelb backen und auf dem Backblech auskühlen lassen, da sie sonst leicht zerbrechen.

Hafertorte

Für den Teig
100 g Butter (alternativ Kokosöl)
3 Eier (alternativ 50 g Kichererbsenmehl)
70 g Birkenzucker
150 g Haferflocken
100 g Mandeln
1 TL Backpulver
1 Prise Salz
2 Tropfen ätherisches Zimtöl

Für den Belag
300 g tiefgefrorene Heidelbeeren
1 TL Speisestärke
1 Tropfen ätherisches Orangenöl
Birkenzucker nach Bedarf
500 ml Schlagsahne (alternativ vegane Schlagcreme oder 150 ml Aquafaba und 1 TL Johannisbrotkernmehl)
6 Tropfen ätherisches Vanilleöl (Vanilleoleoresin)

Den Backofen auf 175 Grad Celsius vorheizen.
Für die vegane Variante das Kichererbsenmehl mit ca. 50 ml kaltem Wasser zu einer Paste verrühren. Alle Zutaten für den Teig mischen. Eine Springform einfetten und mit Haferflocken ausstreuen. Den Rührteig hineinfüllen und für 25–30 Minuten goldgelb backen.
Die Heidelbeeren in einem Topf erwärmen. Die Speisestärke mit etwas kaltem Wasser anrühren und zügig mit den Heidel-

beeren vermischen. Köcheln lassen, bis die Masse andickt. Mit Orangenöl und Birkenzucker abschmecken und auskühlen lassen. Durch das Orangenöl wird die Leber bei der Fettverdauung der Sahne entlastet.

Die Sahne steif schlagen und das Vanilleöl unterrühren. Vanille macht einfach glücklich. Im Gehirn gibt es tatsächlich Rezeptoren für Vanille, die für den Ausstoß von Glückshormonen sorgen.

Die Sahne auf den ausgekühlten Boden streichen und die Heidelbeeren darauf verteilen.

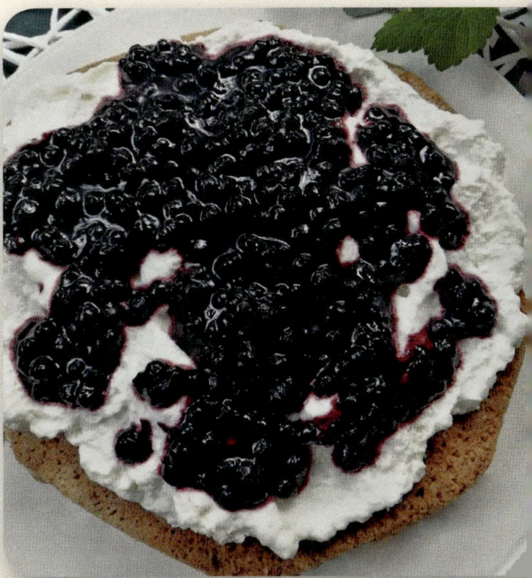

Ich wollte eine glutenfreie Torte entwickeln, die auch bei Familienfeiern serviert werden kann. Inspiriert haben mich schwedische Backwaren.

Saftiger Haferkuchen mit Bergamottensaft

Für den Teig
3 Gläser Haferflocken
1½ Gläser Bergamottensaft
2 Karotten
¼ Glas Olivenöl
1 Prise Salz
½ TL Backpulver
1 EL getrocknete Gojibeeren
1 EL Datteln
1 EL Rosinen
1 EL Walnüsse
4 Tropfen ätherisches Vanilleöl (Vanilleoleoresin)
15 Tropfen ätherisches Orangenöl
1 TL Ahornsirup

Für den Guss
1 gehäuften EL weißes Mandelmus
2 EL Bergamottensaft
3 Tropfen ätherisches Orangenöl
1 TL Ahornsirup

Den Backofen auf 180 Grad Celsius vorheizen.
Die Haferflocken im Mixer zu Mehl zerkleinern. Die Karotten schälen und reiben. Beides mit dem Bergamottensaft vermischen. Die Datteln und die Walnüsse klein hacken und zusammen mit den restlichen Zutaten für den Kuchen unter den Teig heben.

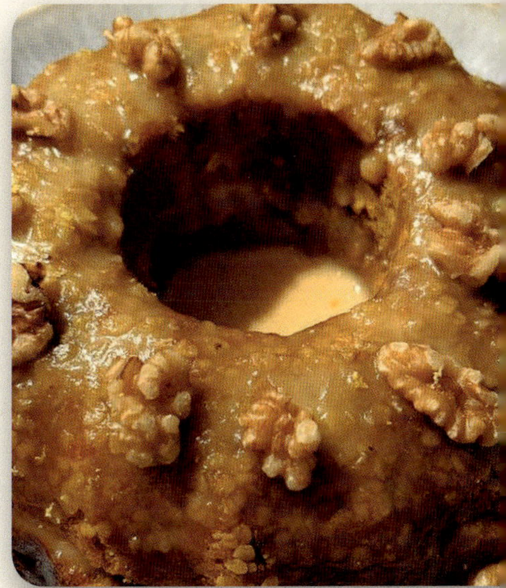

Eine Gugelhupfform einfetten und mit Haferflocken ausstreuen. Den Teig hineinfüllen und den Kuchen 45 Minuten backen, bis er goldgelb ist. Etwas abkühlen lassen, dann aus der Form lösen.
Alle Zutaten für den Guss verrühren und über den abgekühlten Kuchen verteilen.

Dieser Kuchen kommt ganz ohne Mehl, Eier oder Zucker aus und lässt sich ohne Küchenwaage herstellen. Da Haferflocken kein Gluten enthalten, geht der Kuchen nicht so stark auf, dennoch ist er fluffig und saftig.

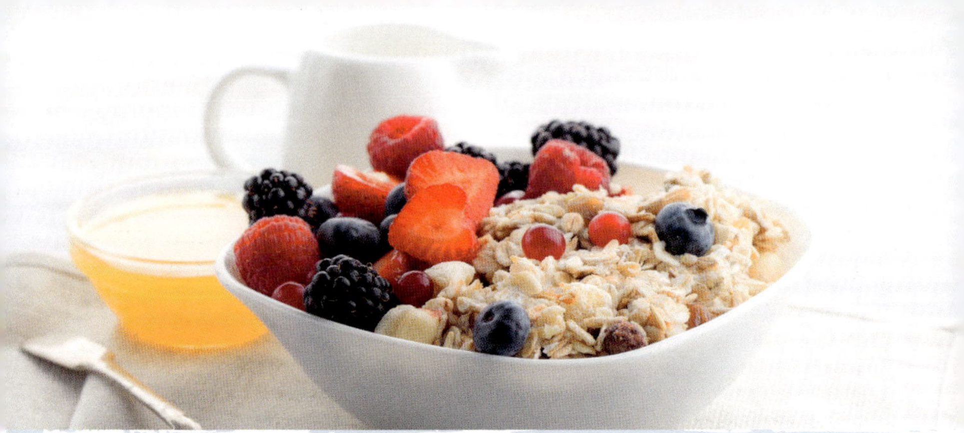

Ganzheitliche Gesundheit

Wenn Sie Ihren Stoffwechsel optimieren und gesund abnehmen möchten, ist es wenig sinnvoll, radikale Diäten zu machen. Dadurch landen Sie nur im Jo-Jo-Effekt. Es geht vielmehr darum, Ihren Lebensstil zu überprüfen und verschiedene Parameter zu justieren. Die Ernährungsweise ist dabei ein Aspekt. Ausreichender, erholsamer Schlaf, regelmäßige Bewegung und emotionale Stabilität haben aber einen ebenso großen Einfluss auf das Hormonsystem, die Immunabwehr und den Energiehaushalt. So wichtig die Ernährung ist, allein macht sie uns nicht gesund. Sie sollte ein Baustein in einem ganzheitlich förderlichen Lifestyle sein.
Deshalb möchte ich Ihnen zum Abschluss ein paar Tipps geben, wie Sie einen ausgewogenen Lebensstil fördern können.

Schlaf

Auch Schlafmangel kann ein Grund für Gewichtszunahme sein. Es hängt sowohl von der Schlafqualität als auch der Dauer ab, ob Ghrelin oder Leptin die Oberhand gewinnt. Cortisol und die Schilddrüsenhormone geraten bei unzureichender Nachtruhe leicht aus dem Gleichgewicht. Auch die Sexualhormone Östrogene und Testosteron hängen von erholsamem Schlaf ab. Die Produktion von Testosteron findet zwischen 2 und 4 Uhr nachts statt. Das Gleichgewicht wird durch die vielen Giftstoffe, denen wir im Alltag ausgesetzt sind, oft gestört. Die chemischen Substanzen agieren im Körper wie Östrogene.
Schauen Sie mindestens 1 Stunde vor dem Zubettgehen kein Fernsehen mehr, schalten Sie Computer und Handy aus, und dunkeln Sie Ihr Schlafzimmer ab. Der hohe Blaulichtanteil von Bildschirmen gaukelt der Zirbeldrüse vor, es sei noch Tag. Selbst das Licht von einer Straßenlaterne oder vom Mond kann Ihre Melatoninausschüttung hemmen. Kommen Sie allmählich zur Ruhe, vielleicht mit einem warmen Fußbad und einer Tasse beruhigendem Kräutertee.

Die ätherischen Öle von Zedernholz, Schwarzfichte und Kiefer verbessern nicht nur die Schlafqualität, sie agieren im Körper auch wie Testosteron.*
Auch ätherisches Lavendelöl beruhigt das Nervensystem und hilft beim Einschlafen. Geben Sie es am besten 10 Minuten vor

---

* Mehr dazu finden Sie in meinem Buch »Die Heilkraft der Bäume aktivieren«.

dem Zubettgehen in einen Ultraschallvernebler im Schlafzimmer. Sie können auch Ihre großen Zehen mit Lavendelöl massieren. Dort sitzen die Reflexzonen des Kopfes und des Gehirns, sodass diese beruhigt und entspannt werden.
Ätherisches Baldrianöl hat einen stark beruhigenden Effekt. Tragen Sie es am besten auf die Fußsohlen auf.
Das dickflüssige ätherische Vetiveröl hat eine schwere, samtige, erdige Note. Es hilft Menschen, denen es sehr schwerfällt, sich zu entspannen.
Ätherisches Weihrauchöl fördert die Entspannung und eignet sich bei der Meditation oder vor dem Schlafen. Sie können es in die abendliche Gesichtspflege einbauen, dann wirkt es zusätzlich verjüngend.

Ein erholsamer Schlaf und Entspannung wirken sich positiv auf das Hautbild aus. Für einen noch schöneren Teint sorgt eine wohltuende Gesichtsmaske mit Hafer.

Nährende Gesichtsmaske

2 EL Haferjoghurt
½ TL Arganöl
4 Tropfen hautverjüngendes ätherisches Öl wie Weihrauch, Sandelholz, Elemi, Myrrhe oder Myrte
1 probiotische Kapsel

Alle Zutaten gut vermischen. Wenn gewünscht, probiotische Kapsel öffnen und deren Inhalt in die Masse einrühren.

Maske auf die gereinigte Gesichtshaut auftragen und 10–15 Minuten lang einwirken lassen.

Statt des Joghurts können auch die abgeseihten Rückstände von der Herstellung des Haferdrinks (Seite 31) verwendet werden. Dadurch wird die Maske etwas gröber als die zuvor genannte Hafer-Joghurt-Maske.

Besonders wohltuend ist diese Maske bei einem entspannenden Vollbad.

Pflegendes Bad mit Haferflocken

1 Nylonstrumpf oder Teesieb
4 EL Haferflocken
1 Handvoll Salz (als Emulgator)
5 Tropfen ätherisches Lavendelöl

Die Haferflocken in das Teesieb oder den Nylonstrumpf füllen, den Strumpf zuknoten und in das einlaufende Badewasser geben. Das Salz mit dem Lavendelöl mischen, ebenfalls dazugeben, und das erholsame Bad genießen.

Bewegung

Wir sind zu einer sitzenden Gesellschaft geworden. Die meisten Jobs werden vor dem Computer erledigt, und selbst die Gänge zum Kopierer oder in den Konferenzraum erübrigen sich durch die Digitalisierung zunehmend. Doch Bewegung ist wichtig für biochemische Prozesse im Körper. Über Sport können wir Anspannungen verarbeiten und loslassen. Schon ein zügiger Spaziergang sorgt dafür, dass wir uns erfrischt und erholt fühlen. Bereits eine halbe Stunde Bewegung am Tag harmonisiert viele Abläufe im Organismus.*

Ätherisches Pfefferminzöl beugt Muskelkater vor und erhöht die Sauerstoffsättigung im Blut. Tragen Sie es vor dem Sport auf die Brust und auf die Oberschenkel auf, eventuell mit etwas neutralem Trägeröl vermischt.
Auch das ätherische Öl von Eukalyptus globulus unterstützt die Atemwege beim Sport, wenn Sie es auf die Brust und unter der Nase verteilen.
Nach dem Sport wärmt ätherisches Wintergrünöl die Muskulatur und hilft ihr bei der Regeneration. Das enthaltene Methylsalicylat hemmt das Schmerzempfinden.
Wenn es Ihnen schwerfällt, sich nach der Arbeit zum Sport aufzuraffen, können Sie sich mit ätherischem Schwarzer-Pfeffer-Öl einen Energiekick geben. Tragen Sie es auf die Oberschenkel und den unteren Rücken auf.

---

* Auf Seite 55 finden Sie einen Hinweis auf ein zeitsparendes Power-Bewegungsprogramm.

Nach dem Sport sind die Poren durch das Schwitzen geweitet und nehmen besonders leicht Giftstoffe auf. Achten Sie daher auf biologisches, toxinfreies Shampoo und Duschgel.

Den Zuckerkonsum reduzieren

Zu Zeiten des Steinzeitmenschen, in denen man täglich viele Kilometer laufen musste, um Nahrung zu finden, waren eine Honigwabe oder süße Beeren ein willkommener, schneller Energielieferant. Die Freude an etwas Süßem liegt daher tief in uns verankert. Doch die Zuckerquellen haben sich verändert und unser Bewegungspensum ebenfalls.

Der Raffinadezucker, der im Supermarkt oder Discounter zu kaufen ist, ist eine billige, süchtig machende Massenware. Es ist den Versuch wert, einmal bewusst darauf zu verzichten und eine »Zuckerfrei-Challenge« anzutreten. Die ersten Tage können sich wie ein kalter Entzug anfühlen, doch dann lichtet sich so mancher Nebel im Gehirn.

Eine getrocknete Dattel oder Feige kann die Lust auf Süßes genauso befriedigen und liefert nebenbei noch viele gute Mineralien, die für die Nebennieren wichtig sind.

Sollten Sie nach einer Zuckerpause einen herkömmlichen Keks oder Schokoriegel essen, werden Sie merken, wie pappsüß dieser ist. Wenn sich die Geschmacksknospen erholen konnten, fällt einem erst auf, wie unnatürlich manche industriellen Zubereitungen schmecken.

Alternativ können Sie mit aus Birkensaft gewonnenem Birkenzucker süßen, der immerhin hilft, 40 % gegenüber klassischem

Zucker einzusparen. Allerdings müssen Hundebesitzer absolut aufpassen, dass ihre Haustiere nichts stibitzen können, was mit Birkenzucker zubereitet ist, da auch kleine Mengen für diese tödlich sind.

Um dem Zucker zu entsagen, braucht es große Disziplin. Wie bereits erwähnt, hat er die gleichen Auswirkungen im Gehirn wie harte Drogen. Um das Suchtzentrum im Gehirn zu beruhigen, tragen Sie ätherisches Weihrauchöl auf die Stirn auf.
Wasser mit 1 Tropfen ätherischem Orangen-, Grapefruit- oder Zitronenöl hilft bei einer Heißhungerattacke. Es kurbelt den Stoffwechsel an, insbesondere die Fettverwertung. Zudem helfen Zitrusöle sanft bei der Entgiftung, besonders Schwermetalle und Mikroplastik werden mobilisiert. Beim Ausleiten der petrochemischen Stoffe hilft ätherisches Pfefferminzöl, Schwermetalle können mit Zeolith oder Spirulina abtransportiert werden. Und nicht zuletzt entspannen die Zitrusöle und hellen die Stimmung auf.
Wenn es Ihnen schwerfällt, auf Limonade zu verzichten, probieren Sie 1 Tropfen ätherisches Zimtöl auf 1 Liter Wasser. Dieses bekommt einen süßlichen Geschmack, ohne die Insulinproduktion zu aktivieren. Zimt harmonisiert die Bauchspeicheldrüse ebenso wie Ocotea, das auch als »falscher Zimt« bezeichnet wird. Der Blutzuckerspiegel sinkt, wenn Sie ätherisches Ocoteaöl mit einem Trägeröl auf Höhe der Bauchspeicheldrüse auftragen.
Vanille beruhigt und macht zufrieden. Daher hilft sie gegen Entzugserscheinungen. Vanille gibt es nicht als ätherisches Öl, sondern als Oleoresin. Zu dessen Herstellung wird ein Auszug aus der Pflanzenschote in Ethanolalkohol gebunden. Und mit destilliertem Kokosöl vermischt.

Möchten Sie versuchen, vom Zucker loszukommen? Dann ist es hilfreich, im Alltag einen Notfall-Roll-on dabei zu haben und diesen bei Entzugserscheinungen oder Heißhungerattacken anwenden zu können. Mischen Sie dazu 5 Mililiter Mandelöl mit je 5 Tropfen Orange, Zitrone, Graperuit, Pfefferminze und Vanille-Oleoresin sowie je 3 Tropfen Zimt und Ocotea, und füllen Sie es in ein Roll-on-Fläschchen. Wenn Sie spüren, dass sich eine Heißhungerattacke anbahnt, oder sich Entzugserscheinungen bemerkbar machen, können Sie am Fläschchen riechen. So tritt die Wirkung am schnellsten ein, da die chemischen Impulse der Duftmoleküle direkt ins limbische System gelangen, wo über die Duftinformationen unmittelbar ein Gefühl erzeugt wird. Für eine längere Wirkungsdauer ist es hilfreich, die Mischung direkt unter der Nase aufzutragen. Wenn Sie das nicht möchten, tragen Sie die Mischung auf den Innenseiten der Handgelenke auf. So können Sie nach Bedarf daran schnuppern.

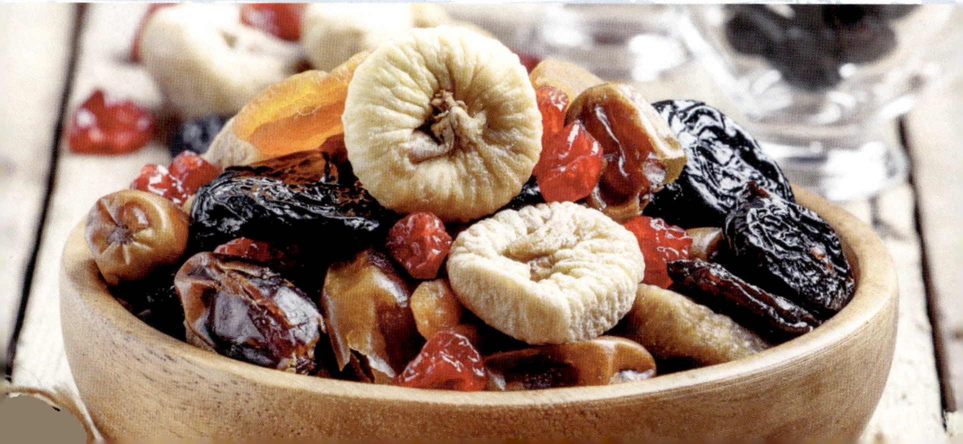

Trinken

Ausreichende Flüssigkeitszufuhr unterstützt alle Vorgänge im Körper, verbessert die Verdauung und hilft beim Abnehmen. Idealerweise trinken Sie 2 Liter reines Wasser am Tag. Das fällt jedoch nicht allen Menschen so leicht. Vielleicht lehnt die Intelligenz des Körpers das Leitungswasser ab. Die Wasserwerke testen die Qualität immer nur bis zum Wasserwerk. Auf dem Weg von dort bis zum Wasserhahn kann sich die Zusammensetzung verändern. Daher sollten Sie das Leitungswasser – das aus ökonomischer und ökologischer Sicht abgefülltem Mineralwasser vorzuziehen ist – vor dem Trinken filtern. Wasser, das der Qualität von Quellwasser entspricht, trinkt sich ganz anders. Zusätzlich können Sie auf 1 Liter Wasser 1 Tropfen ätherisches Öl geben, sodass etwas Geschmack daran ist. Achten Sie darauf, dass das ätherische Öl für die innere Einnahme zugelassen ist. Geeignete Aromen sind Zitrone, Orange und, besonders an heißen Tagen, Pfefferminze.
Natürlich können Sie Ihr Trinkwasser auch mit frischen Kräutern, Früchten oder Blüten aromatisieren. Solch ein »Infused Water« ist zusätzlich ein Hingucker.

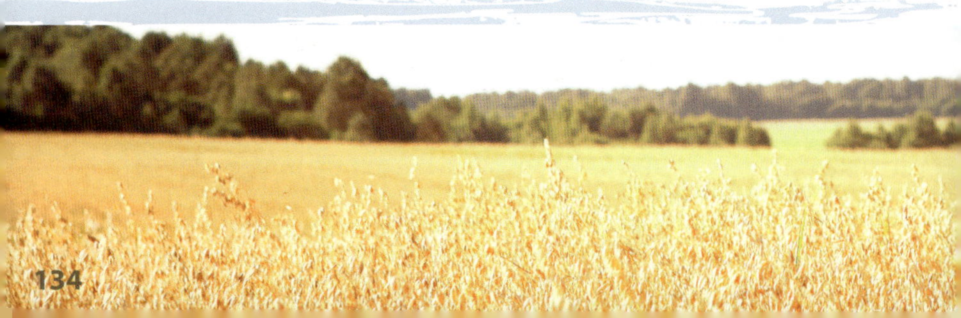

Emotionale Stabilität

Je zufriedener und ausgeglichener wir sind, desto harmonischer funktioniert auch unser Hormonsystem. Nervosität, Angst, Ärger und andere intensive Emotionen sorgen für ein Ungleichgewicht und schwächen das Immunsystem und die Verdauungsfunktionen.
Essen kann auch manchmal zum Ausgleich von herausfordernden Lebensphasen und als Schutzpanzer dienen. Man sagt im Volksmund »Essen und Trinken hält Leib und Seele zusammen«. Wer sein Gewicht reduzieren möchte, sollte die emotionale Seite daher nicht außer Acht lassen. Sobald wir Gewohnheiten verändern, machen wir uns auch leichter verletzlich und werden emotional dünnhäutiger.

Um Ihren Selbstwert und Ihre Stabilität zu unterstützen, können Sie ätherische Baumöle wie Zedernholz, Blaufichte oder Schwarzfichte anwenden. Ätherisches Patchouli- und Sandelholzöl verleihen eine balancierte Ausstrahlung.
Ihre Selbstliebe und Eigenfürsorge stärken Sie mit ätherischem Rosenöl. Ätherische Zitrusöle erhellen das Gemüt, und ätherische Kräuteröle wirken erdend.

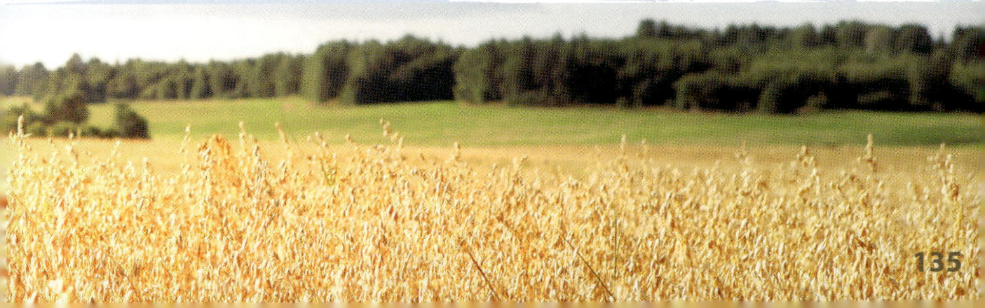

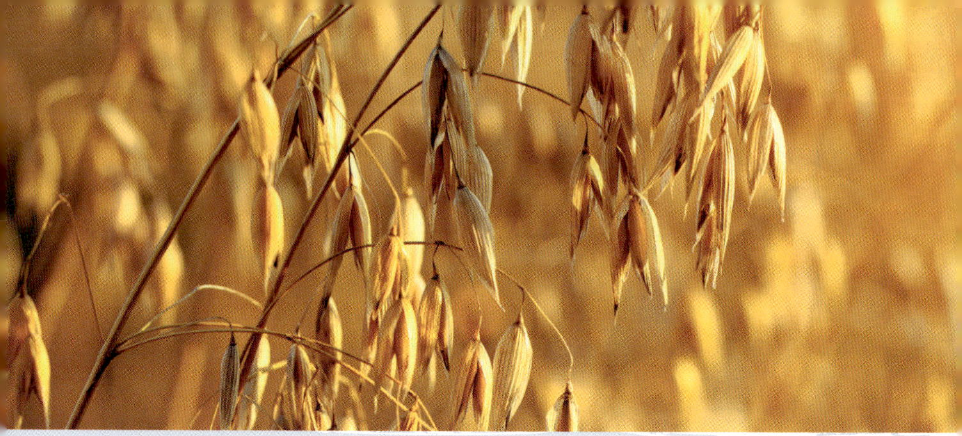

Nachwort

Haben Sie nun auch Lust bekommen, sich mit den Hafertagen auf eine Entdeckungsreise zu begeben? Sie wissen von den wunderbaren Inhaltsstoffen des Hafers und können diese korrigierend für sich nutzen. Sie bestimmen den Rhythmus. Anfangs können Sie einzelne Mahlzeiten ersetzen und sich so an Hafer herantasten.

In den letzten rund 200 Jahren der Industrialisierung hat sich das Leben der Menschen in allen Bereichen extrem schnell verändert. Was vorher schwere körperliche Arbeiten waren, wurde immer weiter optimiert. Plötzlich standen mehr Zeit und auch Geld zur Verfügung. Warum sollte man sich wie unsere Groß- oder Urgroßeltern mit Themen wie Gemüseanbau und Konservierung beschäftigen? Es ist doch alles im Supermarkt erhältlich. Es ist 2022, und wir haben bereits erlebt, dass Lieferketten nicht mehr funktionieren. Nun kommt noch hinzu, dass wir uns mit

Themen auseinandersetzen müssen, über die wir uns bislang keine Gedanken gemacht haben: Strom kommt halt aus der Steckdose! Und was, wenn nicht? Wenn alle Lebensmittel in der Tiefkühltruhe auf einmal auftauen, wir sie aber nicht kochen können? Wenn die Superfoods aus aller Welt, mit denen wir unsere Gesundheit schützen, nicht mehr verfügbar sind?
Dann werden wir uns damit beschäftigen müssen, wie wir mit einfachen Mitteln ohne viel Energie eine nahrhafte Speise mit heimischen Zutaten zubereiten können.
Aus heutiger Sicht ist solch eine Reduktion vielleicht undenkbar. Doch es fördert ein Gefühl von Sicherheit und Zuversicht, darauf vorbereitet zu sein in einer Welt, in der uns nach und nach unsere Abhängigkeiten bewusst werden.

Hafer hat der einfachen Bevölkerung in früheren Zeiten das Überleben gesichert. Im 18. Jahrhundert verbreitete sich dann die Kartoffel als Ernährungsgrundlage und verdrängte das heimische Getreide. Vielleicht erlebt Hafer ein Comeback in Krisenzeiten, da es so nahrhaft und einfach zuzubereiten ist. Wenn Sie sich dazu noch Brennnesselblätter andünsten, sind Sie auch in schwierigen Zeiten mit allen Mineralstoffen versorgt.

Veränderungen sind manchmal sehr schleichend. Wie geht es Ihnen, wenn Sie alte Fotos von sich ansehen? Fällt Ihnen dann auch erst bewusst die Veränderung auf, die Sie durchlaufen haben? Machen Sie Fotos von sich in verschiedenen definierten Zeitabständen. Betrachten Sie die Bilder aus den Augen eines Fremden: Bemerken Sie Unterschiede? Geht die Entwicklung in

die richtige Richtung? Was können Sie aus dem Gesicht lesen? Ich sehe an mir sofort, wenn ich zu viel Stress habe. Die höhere Cortisolausschüttung zeigt sich in einem aufgeschwemmten Gesicht.
Auch wenn wir gerade nicht zufrieden mit unserem eigenen Aussehen sind, gelingt eine positive Veränderung nur durch Selbstakzeptanz und Selbstliebe. Ertragen Sie es, sich selbst nackt im Spiegel zu betrachten? Können Sie alle Dellen, Rundungen und Falten an sich lieben? Gehen Sie eine Liebesbeziehung mit sich selbst ein, und machen Sie die Veränderungen, die Sie möchten, sich zuliebe und für niemand anderen.

Eine Veränderung beginnt immer mit dem eigenen Entschluss und dem ersten Schritt.

Karin Opitz-Kreher

Über die Autorin

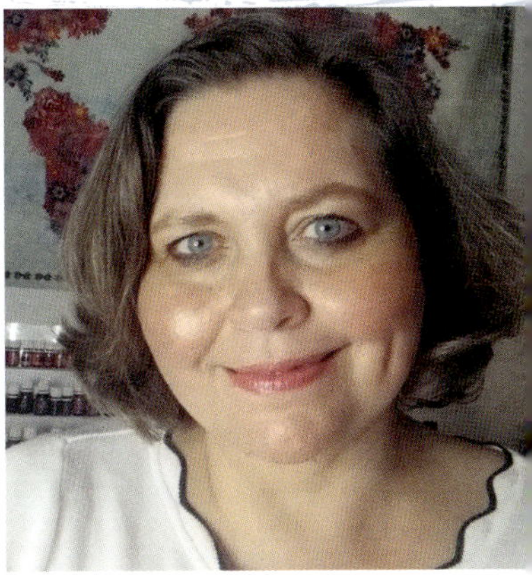

Karin Opitz-Kreher ist internationale Sprecherin, Kursleiterin, Buchautorin und Mutter von zwei Kindern. Nach Ausbildungen in Aura Soma, Aura-Soma-Bodywork und Fußreflexzonenharmonisierung eröffnete sie eine eigene Wellnesspraxis bei Augsburg mit den Schwerpunkten »Stressreduktion« und »Harmonisierung«.

Seit 2013 ist sie fasziniert von den vielseitigen Einsatzmöglichkeiten der ätherischen Öle und hat sich zur Aroma-Expertin entwickelt. Ihr Anliegen ist es, die Menschen an die Anwendungsmöglichkeiten der ätherischen Öle zu erinnern. Sie gibt dazu international Offline- und Online-Workshops mit hohem Erlebnisfaktor.

Die passionierte Hobbyköchin interessiert sich seit mehreren Jahren zunehmend für die Herkunft und Anbauweisen von Lebensmitteln und engagiert sich für nachhaltige, gesunde Ernährung im Einklang mit der Natur.

k.opitz-kreher@lebeenergetisch.de

Literatur

Bücher

Béliveau, Prof. Dr. med. Richard; Gingras, Dr. med. Denis: Krebszellen mögen keine Himbeeren – Nahrungsmittel gegen Krebs: Das Immunsystem stärken und gezielt vorbeugen. Kösel 2018

Dänzer, A. W.: Die unsichtbare Kraft in Lebensmitteln – Bio und Nichtbio im Vergleich mit Einblick in gentechnisch veränderte Nahrungsmittel, Kristallisationsbilder aus der Forschung vom LifevisionLab von Soyana. Verlag Bewusstes Dasein 2014

Menzel, Peter; D'Alusio, Faith: Hungry Planet – What the World Eats. Material World 2007

Radermacher-Reuter, Gabriele; Wenzel, Caroline: Mineralstoffe und Spurenelemente – Eigenschaften, Wechselwirkungen, Anwendung. Ralf Reglin 2003

Websites (Stand: 30.11.2022)

www.bleibgesund.de/news/schlafmangel-macht-dick-2020-09-23/

www.blog.citrusricus.com/de/alles-was-man-uber-orangen-wissen-muss

www.botanikguide.de/brombeeren-wissenswertes-ueber-die-beliebte-waldfrucht/

www.botanikguide.de/johannisbeeren-wissenswertes-ueber-das-gesunde-beerenobst/

www.chemie.de/lexikon/Spurenelement.html

www.deavita.com/gesundes-leben/gesunde-ernahrung/resistente-staerke-typ-3-kaufen-lebensmittel.html

www.deutsches-schilddruesenzentrum.de/wissenswertes/funktion-der-schilddruese/

www.deutschlandfunkkultur.de/dak-studie-zum-lockdown-die-pandemie-macht-kinder-dick-100.html

www.diabetesde.org/ueber_diabetes/was_ist_diabetes_/diabetes_lexikon/adiponectin

www.eatsmarter.de/lexikon/warenkunde/obst/aprikose

www.erdbeeren.de/wissenswertes/

www.ernaehrung.de/lexikon/diabetes/g/Glykaemischer-Index.php

www.ernaehrung.de/lexikon/ernaehrung/m/Mineralstoffe.php

www.forum-schilddruese.de

www.gesundheitundwissenschaft.com/2021/09/fettleber-durch-glukose-fruktose-sirup.html

www.hafer-die-alleskoerner.de/hafer-fuer-alle/unser-hafer/haferanbau

www.hausner-beeren.de/wissenswertes/hausner-himbeeren

www.hortipendium.de/Tomate

www.kochbar.de/cms/kohlrabi-wissenswertes-ueber-die-gesunde-knolle-2595989.html

www.kochbar.de/cms/zucchini-wissenswertes-ueber-das-gesunde-kuerbisgewaechs-2599201.html

www.lebensmittellexikon.de/p0000110.php

www.magnesium-ratgeber.de

www.medlexi.de/Unges%C3%A4ttigte_Fetts%C3%A4uren

www.menschen-mit-diabetes.de/ratgeber/hafertage-diabetes

www.naturalnews.com/053294_sugar_cocaine_addiction.html

www.navigator-medizin.de/medikamente/beta-glucan.html

www.nebennieren.org/

www.nomilktoday.de/hafermilch-fuer-den-kaffee-in-5-minuten-selbst-gemacht/

www.pressetext.com/news/20030131037

www.schlank-mit-darm.de/mikrobiomanalyse-was-bedeutet-der-ph-wert/

www.theconversation.com/lockdown-weight-gain-telling-people-to-eat-less-has-never-been-the-answer-165137

www.tomaten-welt.de/wissenswertes/faq/

www.verival.de/blog/ernaehrung/aminosaeuren-hafer-welche-vorteile

www.vitalstoff-lexikon.de/Spurenelemente/Mangan

www.vitamine-lexikon.de/vitamin-b9-folsaeure.shtml

www.vitamine-ratgeber.com/vitamine/vitamin-b1-thiamin/w.vitamine-lexikon.de/vitamin-definition.shtml

www.vitamine.com/lebensmittel/gurke/

www.watchdocumentaries.com/super-size-me/

www.webmd.com/lung/news/20210323/lochttps://www.gesundheitsinformation.de/wie-funktioniert-die-hirnanhangsdruese.htmlkdown-weight-gain-study

www.webmd.com/lung/news/20210323/lockdown-weight-gain-study

www.wichtigespurenelemente.de/kupfer/

www.zoeliakie-austausch.de/faqs/wie-ist-das-nun-mit-dem-hafer-ist-der-glutenfrei-oder-nicht/

Mit Genuss die Gesundheit erhalten und stärken

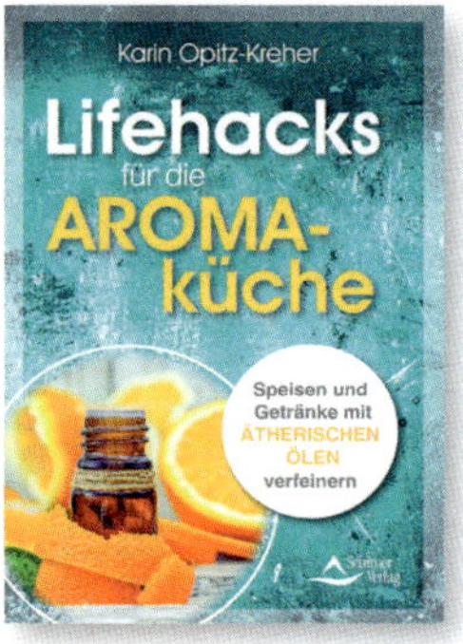

Karin Opitz-Kreher
Lifehacks für die Aromaküche
Speisen und Getränke mit ätherischen Ölen verfeinern

192 Seiten
ISBN 978-3-8434-1495-1

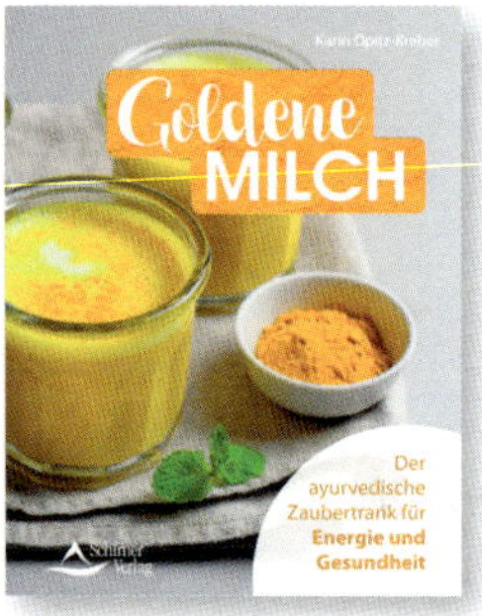

Karin Opitz-Kreher
Goldene Milch
Der ayurvedische Zaubertrank für Energie und Gesundheit

128 Seiten
ISBN 978-3-8434-5181-9

Schirner Verlag

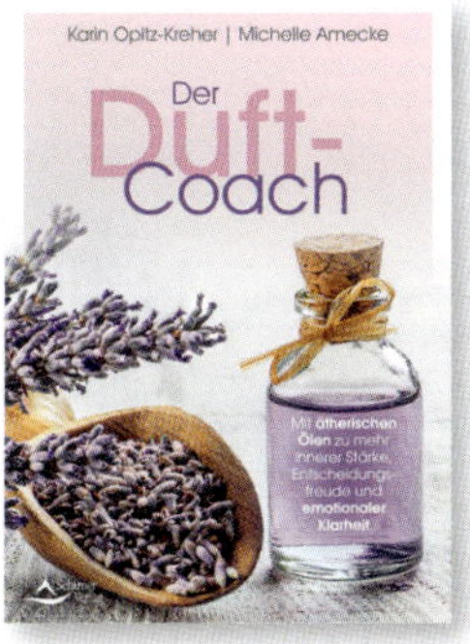

Karin Opitz-Kreher & Michelle Amecke
Der Duft-Coach
Mit ätherischen Ölen zu mehr innerer Stärke, Entscheidungsfreude und emotionaler Klarheit

280 Seiten
ISBN 978-3-8434-1476-0

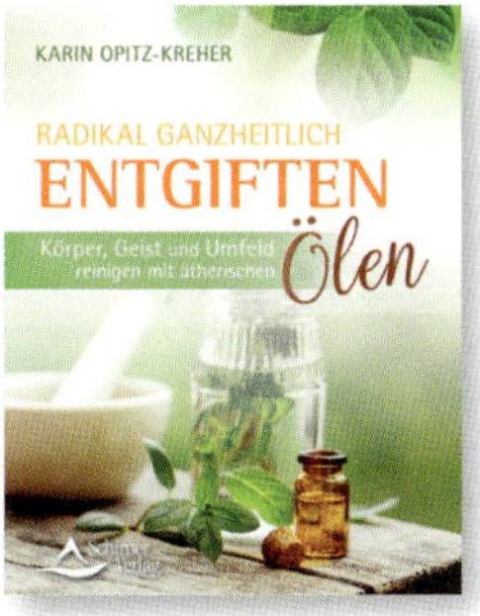

Karin Opitz-Kreher
Radikal ganzheitlich entgiften
Körper, Geist und Umfeld reinigen mit ätherischen Ölen

144 Seiten
ISBN 978-3-8434-1369-5

Bildnachweis

Bilder von der Bilddatenbank www.shutterstock.com

Schmuckelemente: Hintergrundbild Hafer & Haferranke # 1436592209 (© KN), hellblauer Pinselstrich # 112749841 (© Kirsten Hinte)

S. 5: # 722218138 (© Sata Production), S. 6 # 319574762 (© Ferumov), S. 12 # 102417499 (© irisphoto1), S. 14,15 # 1818596165 (© Natalliaskn), S. 19 # 1687124800 (© fizkes), S. 23 # 783088765 (© ifong), S. 29 # 2018650085 (© lara-sh), S. 31 # 1906382536 (© zefirchik06), S. 33 # 1453749629 (© Elena Veselova), S. 34 # 1055702987 (© sarayut_sy), S. 37 # 2215149043 (© Bk87), S. 39 # 1050751031 (© Javier Crespo), S. 40 # 1589223256 (© DenisProduction.com), S. 44 # 2064829592 (© Sea Wave), S. 51 # 1833241405 (© Leoniek van der Vliet), S. 53 # 338951093 (© JIANG HONGYAN), S. 58 # 1811313109 (© ELENA PETRUNVA), S. 62 # 417963298 (© Timmary), S. 69 # 1402089434 (© Vladislav Noseek), S. 71 # 1784964902 (© Vladislav Noseek), S. 76 # 529579183 (© Chokchai Daoruang), S. 77 # 252338818 (© leonori), S. 77 # 553662235 (© Alexander Raths), S. 81 # 1050751031 (© Javier Crespo), S. 84 # 1984151690 (© Tanya Sid), S. 87 # 1916732744 (© metel_m), S. 88 # 2141995337 (© Nadezhda Nesterova), S. 89 # 1063904021 (© Nitr), S. 89 # 2174547305 (© Bartosz Luczak), S. 90 # 1142412911 (© Timolina), S. 90 # 2179355525 (© kochabamba), S. 91 # 117762442 (© Denis Larkin), S. 91 # 2179714899 (© Katarzyna Hurova), S. 94 # 1920540368 (© PradaBrown), S. 94 # 2025944318 (© Vladislav Noseek), S. 95 # 1564751791 (© MariaKovaleva), S. 101 # 2120724971 (© Pixel-Shot), S. 102 # 1720028521 (© Nitr), S. 103 # 2020838726 (© Timolina), S. 105 # 730493449 (© Anna Shepulova), S. 107 # 2117294498 (© GK1982), S. 114 # 1899128005 (© nika-lit), S. 119 # 93952813 (© Ildi Papp), S. 121 # 1302922207 (© pong-photo9), S. 126 # 696149287 (© GoncharukMaks), S. 133 # 564172672 (© 5PH), S. 134/135 # 1821215234 (©Natalliaskn), S. 136 # 207412117 (©vvvita)

Bilder von Karin Opitz-Kreher:

S. 93 (Haferbrei mit Kiwi), S. 96 (Haferbrei mit Apfel), S. 99 (Haferbrei mit Zucchini), S. 106 (Karin Opitz-Kreher & Lara Joy Kreher), S. 109 (Gemüse mit herzhafter Haferfüllung), S. 111 (Mini-Haferpizzen), S. 113 (Herzhafte Kartoffelpuffer), S. 117 (Süße Frühstückspizza aus Hafer), S. 120 (Baked Oats), S. 122 (Hafertorte), S. 125 (Saftiger Haferkuchen mit Bergamottensaft)

Bild von Anna Katharina Berg, Schirner:

S. 104 (Haferbrei mit Kohlrabi)